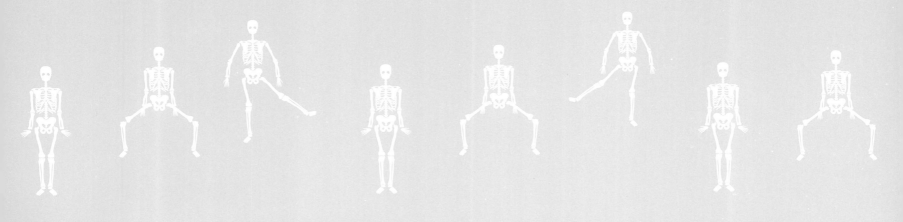

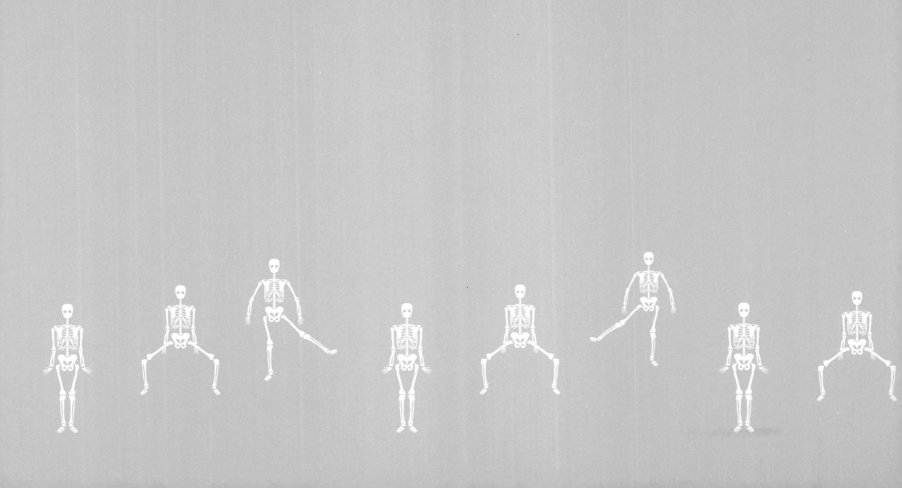

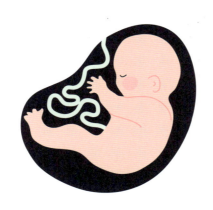

人体大数据

[意]克里斯蒂娜·佩瑞博尼/著
[意]茱莉亚·德·亚米契斯/绘
李昕航/译   刘羽阳/审

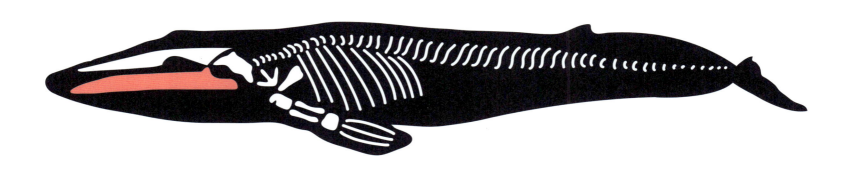

電子工業出版社·
Publishing House of Electronics Industry
北京·BEIJING

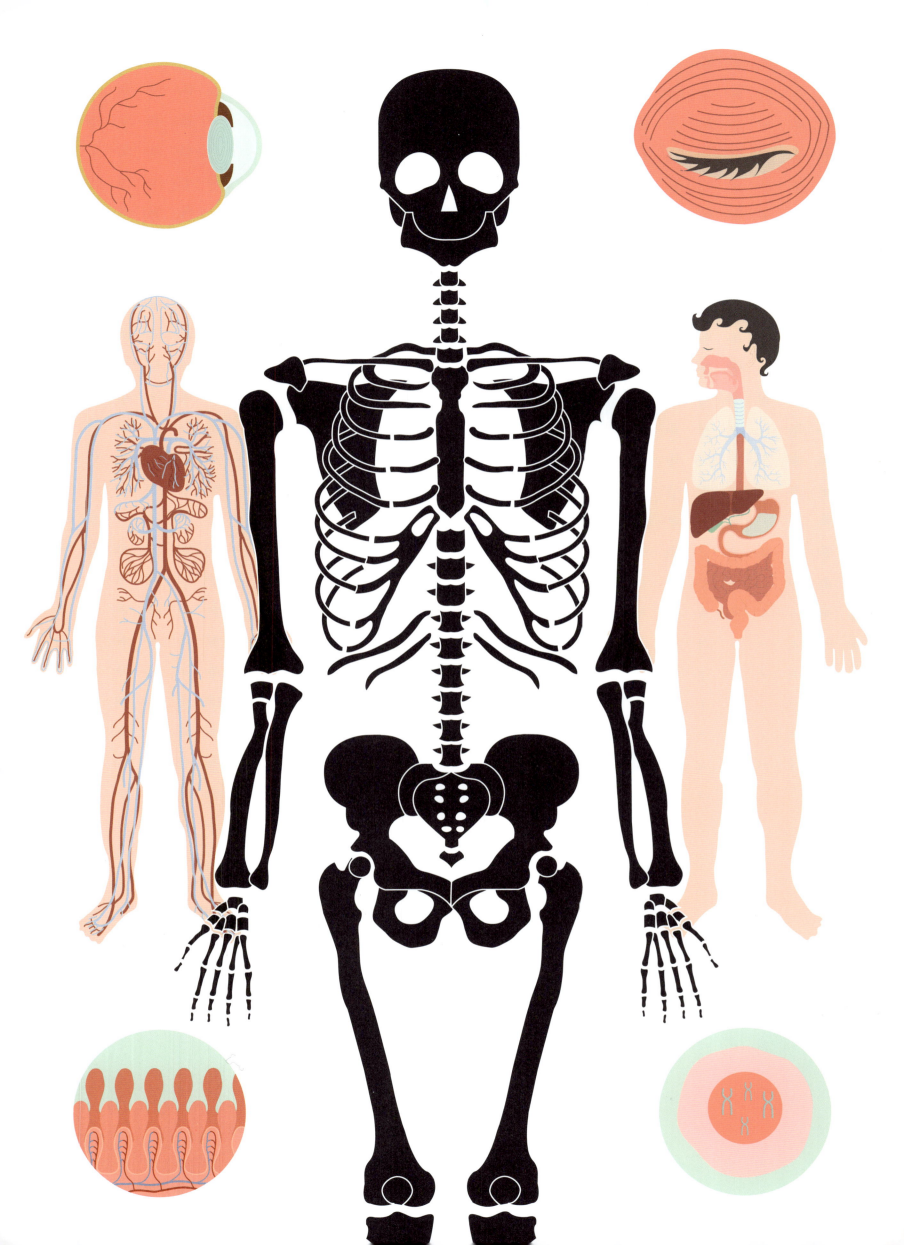

目录

引言 —— 4

细胞 —— 8

大脑 —— 12

骨骼 —— 16

肌肉 —— 20

皮肤 —— 26

血液 —— 32

心脏和血管系统 —— 36

呼吸系统 —— 40

消化系统 —— 44

视觉 —— 52

听觉 —— 56

嗅觉和味觉 —— 58

生殖 —— 62

遗传 —— 66

词汇表 —— 68

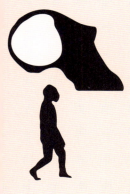
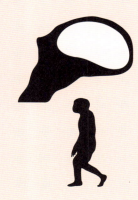
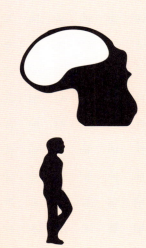
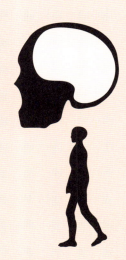

引言

如果你是一个好奇宝宝，那么这本书非常适合你。

这不仅仅是一本讲述人体、人体器官及其工作原理的书。

你会通过一种与众不同的方式了解**自己的身体**。通过图表和数据，你会发现自己身体中最奇妙的特征。最重要的是，你还可以把这些特征和动物进行比较。

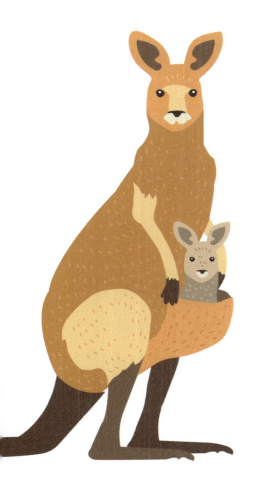

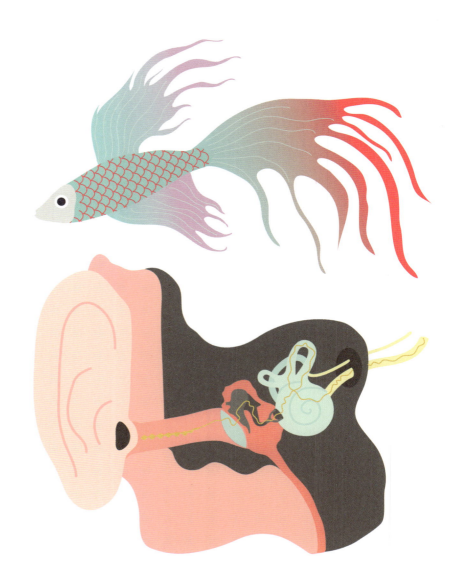

你会在这本书中看到什么？

大量的科学事实与简单、有趣的配图。

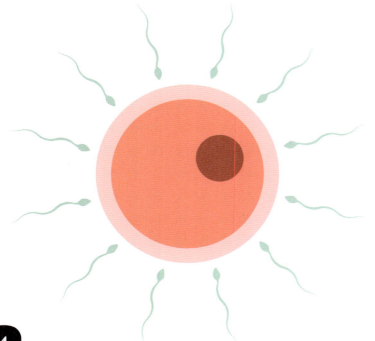

把你的身体想象成一个复杂的**积木玩具，它是由多少块积木搭成的？又是如何搭建起来让身体运转的？**

每一块积木就是一个细胞。你会了解到细胞的复杂性和多样性。而且你会发现，在生物世界里，**不是所有的细胞都像你想象得那么小。**

人体和其他动物的身体一样，都像**机器**一样运转。它需要一台"电脑"控制所有的组成部分正常运转，我们的大脑就是控制身体的高级"电脑"。然而，人脑比电脑复杂得多。毕竟，是我们的大脑创造了电脑。

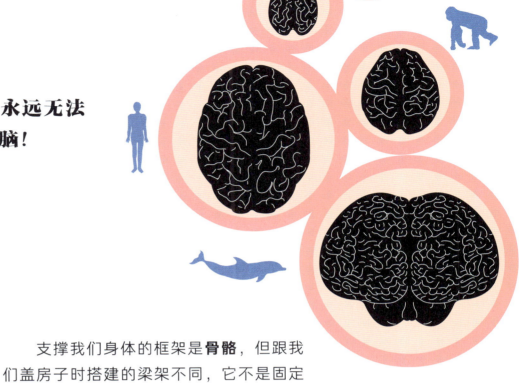

而电脑可能永远无法创造出人类的大脑！

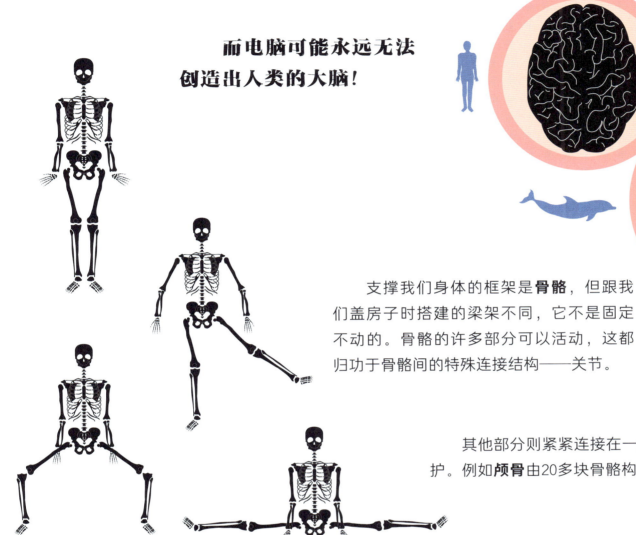

支撑我们身体的框架是**骨骼**，但跟我们盖房子时搭建的梁架不同，它不是固定不动的。骨骼的许多部分可以活动，这都归功于骨骼间的特殊连接结构——关节。

其他部分则紧紧连接在一起，为身体提供强有力的保护。例如**颅骨**由20多块骨骼构成，包绕并保护着大脑。

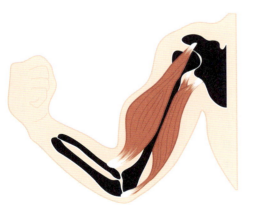

包裹着骨骼的是一套精密的运动系统——**肌肉**。肌肉分为不同的类型，我们每做一个动作，比如举起或放下胳膊、张开或闭上嘴巴等，都需要调动不同部位的肌肉。想想你身体上所有可以活动的部位，就很容易理解为什么我们有这么多肌肉。**那么我们到底有多少块肌肉呢？它们的解剖结构是什么样的？**

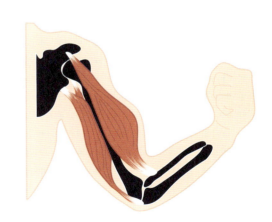

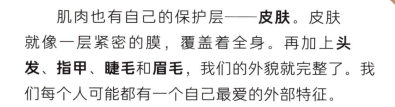

肌肉也有自己的保护层——**皮肤**。皮肤就像一层紧密的膜,覆盖着全身。再加上**头发**、**指甲**、**睫毛**和**眉毛**,我们的外貌就完整了。我们每个人可能都有一个自己最爱的外部特征。

动物也有自己的"外衣",那就是具有特点的皮毛或五颜六色的羽毛,但它们不像人类那样追求时尚。

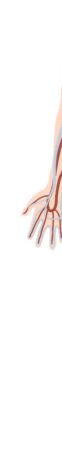

在身体的中心,有一个非常特别的、嘀嗒作响的"时钟"——心脏。在我们的一生中,它不停地跳动,从不停歇。每个动物的心脏都以特定的、精确的节奏跳动着。心脏能使**血液**流动,为身体各个部分提供所需的营养。

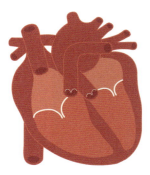

你不需要控制心脏,它自己就能工作。
当你跑步时,心脏会跳动得更快,给你提供更多能量;当你平静和放松时,心脏会恢复到正常的跳动节奏。

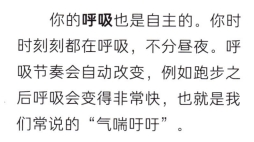

你的**呼吸**也是自主的。你时时刻刻都在呼吸,不分昼夜。呼吸节奏会自动改变,例如跑步之后呼吸会变得非常快,也就是我们常说的"气喘吁吁"。

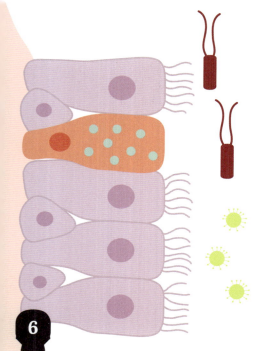
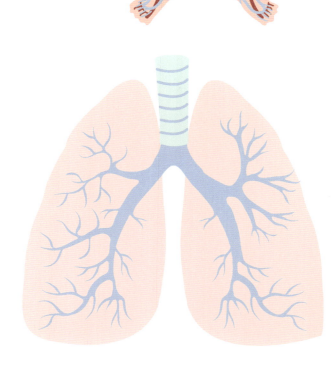

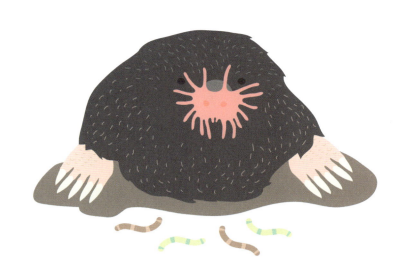
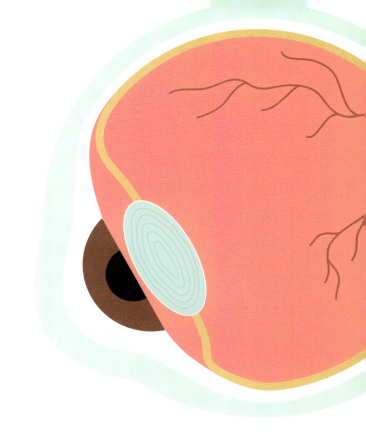

最后，你还有感觉器官，多亏了它们，你才可以闻气味、尝味道、看东西、听声音及感受冷热等。

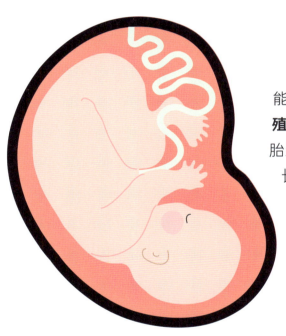

一个人不仅拥有作为个体生存的能力，像其他物种一样，人类也有**繁殖的能力**，确保未来会有后代。从胚胎到新生儿，这本书会带你发现人类成长的秘密。

孩子会长得像自己的父母，但又不会完全相同。**这是为什么呢？其背后的原因是什么？这和众所周知的DNA有关系吗？**

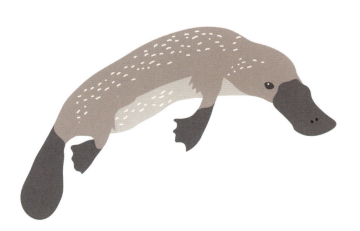

接下来将会有许多奇妙而有趣的知识，准备好去打开人体奥秘的大门吧！

细胞

生命的积木

我们的身体是由细胞组成的，它们相互配合，使整个身体正常运转。每一个细胞都像一个小生物，它们和你一样会进食、呼吸、排泄。

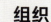

组织

人体内有各种组织，功能也各不相同，我们把它们分为4种类型：

人体内一共有多少个细胞？

这是一个"价值连城"的问题。

虽然我们能确切地知道我们体内有多少块骨骼和肌肉，但细胞就不同了。细胞的数量因人而异，孩子的细胞比成年人少，而瘦小的成年人的细胞比高大健壮的成年人的细胞少。

所以，要准确地计算出这个数字是不可能的。

不过，有人曾经尝试过估算。一个身高1.7米、体重80千克的30岁的男性，体内大约有37.2万亿个细胞！

不同的细胞构成不同的组织

"组织"这个词也许会让你联想到织物或衣服。然而，在显微镜下研究人体时，这个词指的是执行特定任务的细胞群。

心脏、骨骼、皮肤及其他器官都是由不同的组织构成的。而每个组织都是由功能相同的细胞群构成的。

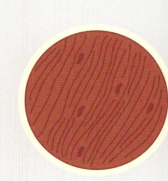

小之又小

大多数细胞很小，要用显微镜才能看到。

这就是为什么细胞的测量单位是微米，1微米相当于一百万分之一米。这意味着，100万微米才等于1米！

卵子
120 微米

精子
5 微米

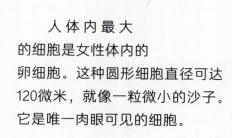

人体内最大的细胞是女性体内的卵细胞。这种圆形细胞直径可达120微米，就像一粒微小的沙子。它是唯一肉眼可见的细胞。

人体内最小的细胞是男性体内的精子。这种细胞可以与卵细胞结合，创造新的生命。精子很小，头部长约5微米，但是它的尾巴长50微米！

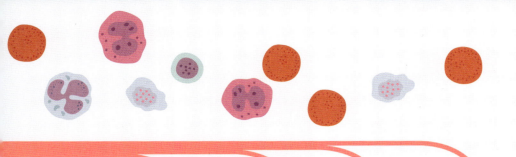
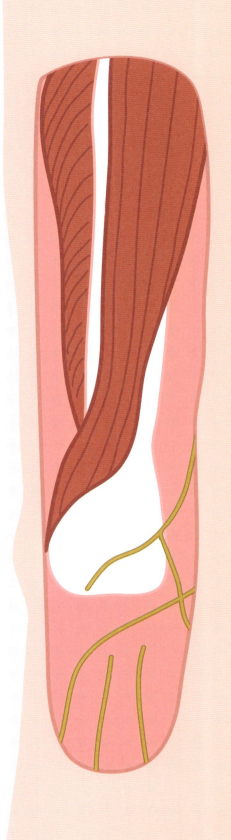

肌肉组织

　　肌肉组织包裹着骨骼和器官。肌细胞形状细长，也被称为肌纤维。

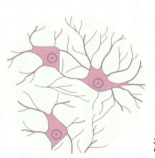

结缔组织

　　结缔组织占据了其他组织留下的空隙，将它们连接在一起。结缔组织的细胞之间差别很大，这取决于它们是位于骨骼中、血液中，还是脂肪中。

神经组织

　　神经组织构成了大脑、脊髓和神经。神经细胞形态多样，结构复杂，在体内广泛分布。

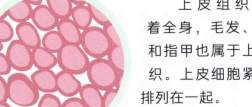

上皮组织

　　上皮组织覆盖着全身，毛发、牙齿和指甲也属于上皮组织。上皮细胞紧密地排列在一起。

那动物呢?

蛋的较量

在动物的世界中,最大的细胞就是它们的卵。

如果我们以鸡蛋为例,需要先弄清一件事——真正的细胞只有蛋黄,蛋清和蛋壳都是非细胞结构。

即使这样,它还是很大!

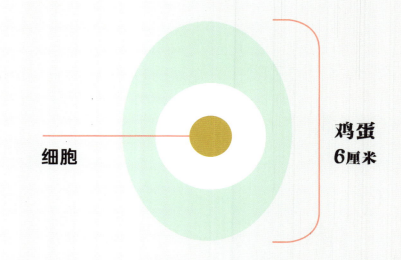

细胞

鸡蛋 6厘米

如果和世界上最大的蛋——鸵鸟蛋相比,我们需要……

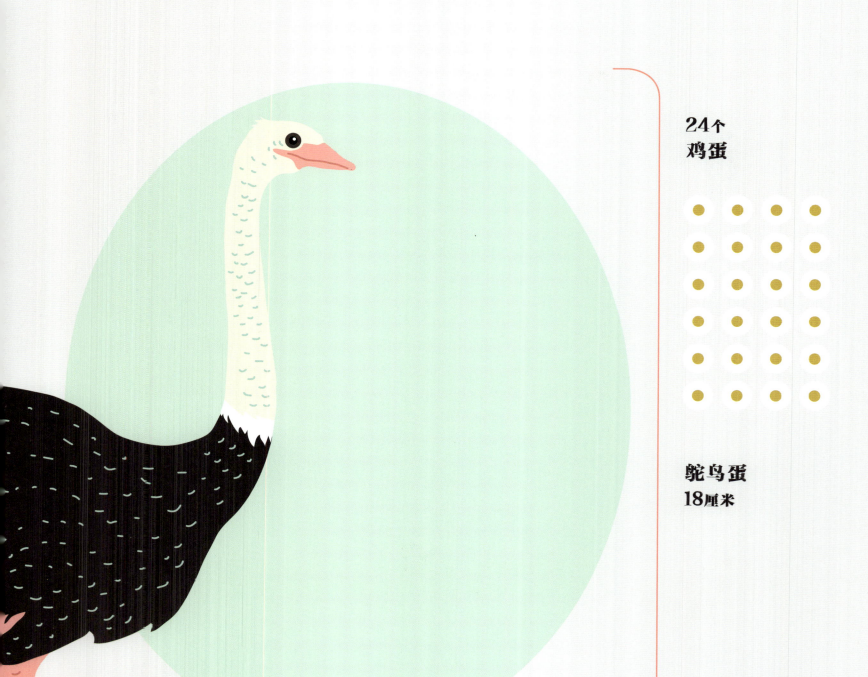

24个鸡蛋

鸵鸟蛋 18厘米

史上最大的蛋

过去曾有一种更大的细胞——象鸟的蛋。象鸟曾经生活在马达加斯加岛，约350年前就灭绝了。

象鸟蛋
35厘米

如果和象鸟蛋相比，我们需要……

150个鸡蛋！

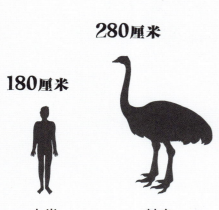

180厘米　280厘米　300厘米

人类　　鸵鸟　　　象鸟

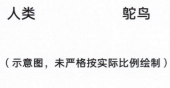

（示意图，未严格按实际比例绘制）

大脑

指挥中心

大脑是人体最复杂的器官。全世界的科学家都在研究它的功能,但他们还远远没有完全了解它。

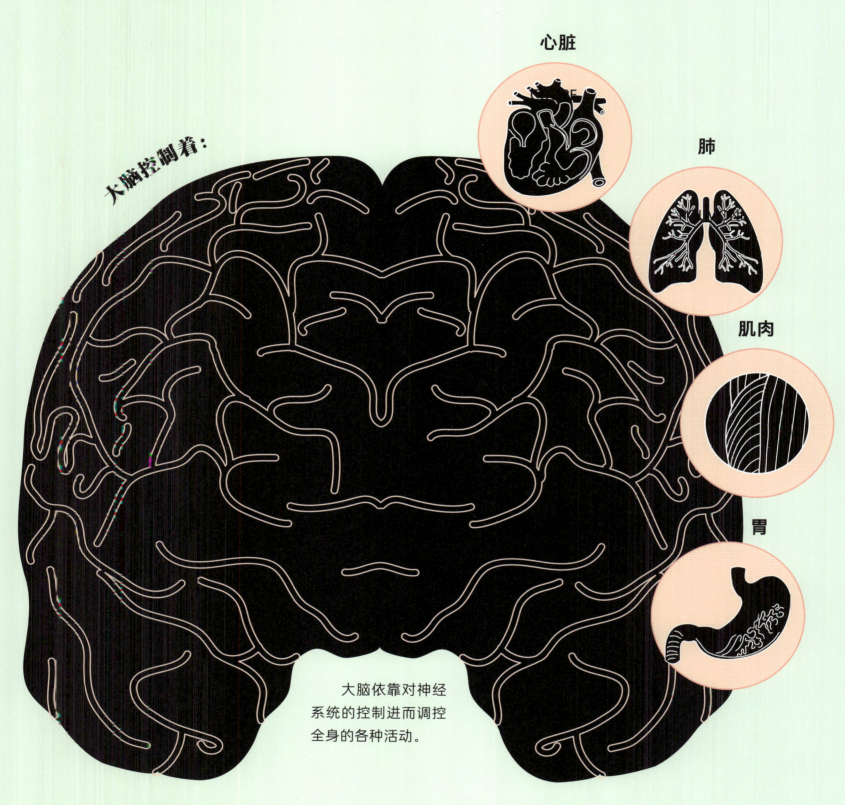

大脑控制着:

心脏

肺

肌肉

胃

大脑依靠对神经系统的控制进而调控全身的各种活动。

大脑比最快的电脑还要快,它像乐队指挥一样指挥着身体里发生的一切。大脑会告诉肌肉何时动、如何动。它会发出信号,让心脏跳动、让肺呼吸,在该吃饭的时候提醒胃。它让我们感受情绪,让我们笑,让我们哭,让我们愤怒或喜悦。

大脑能够让你吸收新知识,正如你此时正在阅读这本书一样。

大脑皮质

人类的大脑皱皱巴巴，看起来就像一个核桃仁，但其表面的深层褶皱比核桃仁表面的褶皱要多得多。这些褶皱又被称为脑回。

正是由于大脑皮质这个"折叠"的结构，才使得我们比动物更聪明。

大脑皮质使人类拥有特殊的能力：思考的能力、记忆力、注意力，以及其他许多能力。

人体的所有器官都由神经系统支配，神经细胞（神经元）长着一条形似细电线的细丝。

这条细丝叫作神经元轴突。它一方面向大脑发送信号，另一方面执行大脑发出的指令。

大脑的软硬程度和布丁差不多。

神经元

神经系统的细胞被称为神经元。它们接收来自身体的神经冲动，并将神经冲动传送到身体其他器官。

神经元是一种形状非常奇特的细胞。我们可以把它比作一棵树，因为它有形似树干的轴突和形似树枝的树突。

因为有树突和轴突，每个神经元可以与成千上万个神经元连接，从而形成一个非常复杂的通信网络，神经冲动便沿着这个网络传递。

— 树突
— 细胞核

轴突

据计算，人类的大脑包含约860亿个神经元。虽然这个数字听起来很大，但是如果把神经元聚集在一起，它们实际上只占据了大脑的一小部分。

大脑75%是由水组成的，神经元浸泡在某种胶状物中。这就是为什么大脑的软硬程度类似布丁。

人脑大约重：

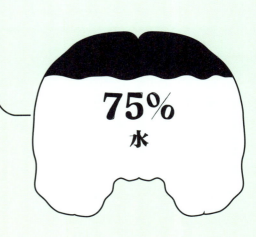

1.4千克

75% 水

那动物呢?

大多数动物的大脑皮质远不如我们人类发达。它们的大脑"折叠"程度没有那么高。例如,老鼠和兔子的大脑表层几乎是平滑的。

唯一一种大脑皮质的折叠次数比人类多的动物是海豚。海豚是非常聪明的生物,它们能感受到与人类相似的情感。

尽管大脑只占人类体重的2%,但它却消耗了身体产生的全部能量的四分之一。大脑对缺氧极其敏感,因为它消耗的氧气比其他任何器官都多。

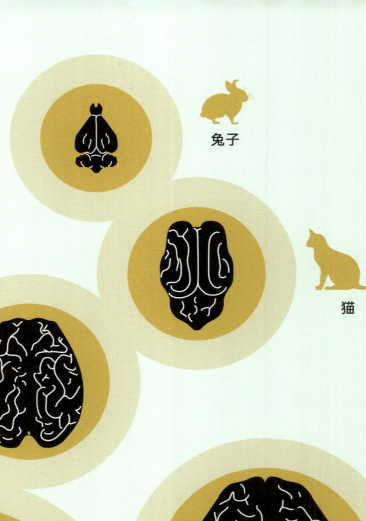
兔子

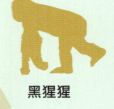
猫

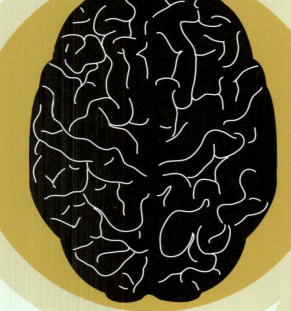
羊

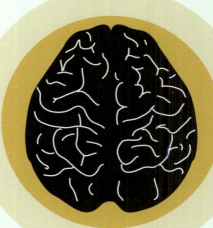
黑猩猩

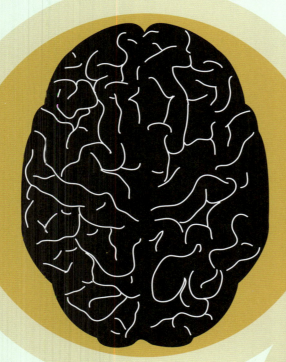
人类

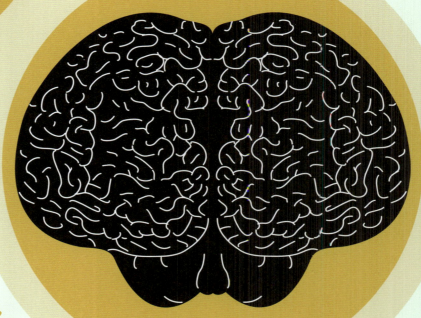
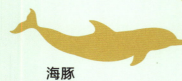
海豚

历史一瞥

人脑的进化

现代人类的大脑重约1.4千克。这是自最初的原始人类出现在地球上以来，历时几百万年的漫长进化的结果。

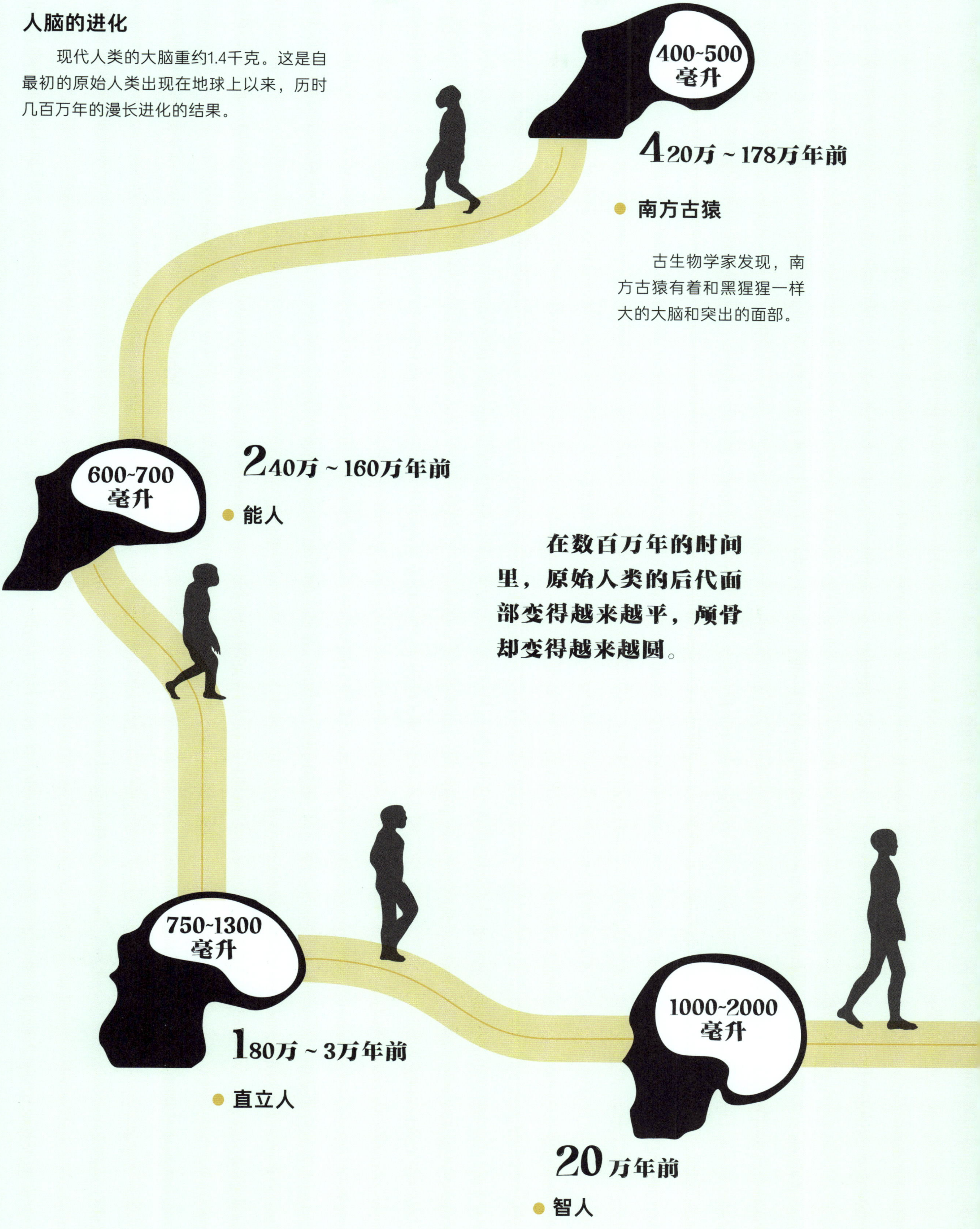

400~500 毫升

4. 20万~178万年前
- 南方古猿

古生物学家发现，南方古猿有着和黑猩猩一样大的大脑和突出的面部。

600~700 毫升

2. 40万~160万年前
- 能人

在数百万年的时间里，原始人类的后代面部变得越来越平，颅骨却变得越来越圆。

750~1300 毫升

1. 80万~3万年前
- 直立人

1000~2000 毫升

20万年前
- 智人

骨骼

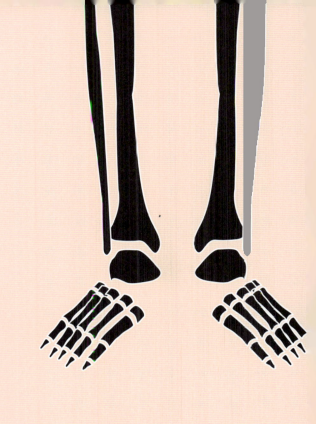

天然脚手架

脊椎动物的骨骼是由骨头组成的。鱼类、两栖动物、爬行动物、鸟类和哺乳动物都有骨骼。每根骨头都有其精确的位置。

骨骼的功能

支撑&运动

没有骨骼结构的支撑,身体将会变得毫无形状。骨骼通过肘部、膝盖和肩膀等地方的关节相互连接。骨骼、关节和肌肉形成了一个类似由杠杆、轴和钳子组成的完整结构,使我们能够完成所有的日常活动。

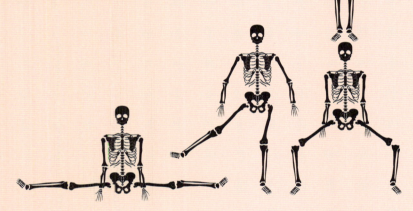

提供保护

骨骼的某些部分负责保护特别脆弱的器官。颅骨包裹着大脑,胸骨负责保护心脏和肺,而脊椎骨环绕并保护着脊髓。

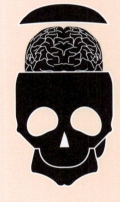

制造血细胞

大自然总是在设法节约能源和空间。除了支撑身体的基本功能,它还赋予了骨骼另一项与运动无关的任务。骨骼空腔中的一种胶冻状组织——骨髓,可以生成血细胞。

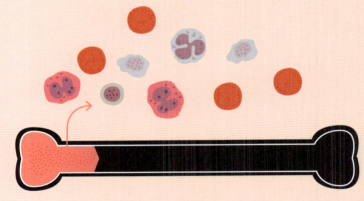

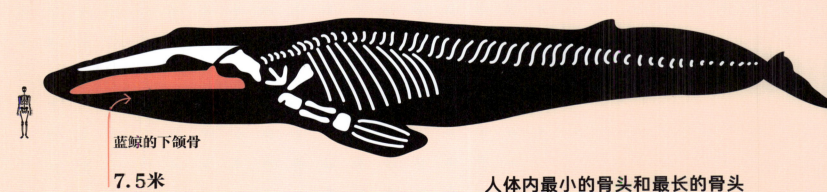

蓝鲸的下颌骨
7.5米

你知道世界上最大的骨头属于谁吗?

不是恐龙。最大的骨头属于地球上有史以来最大的动物——**蓝鲸**。它的下颌骨能达到7.5米!

人体内最小的骨头和最长的骨头

人体内最小的骨头在中耳内,被称为镫骨,长约4毫米。

最小的骨头

我们骨骼中最长的骨头是股骨,它的平均长度是48厘米。

最长的骨头

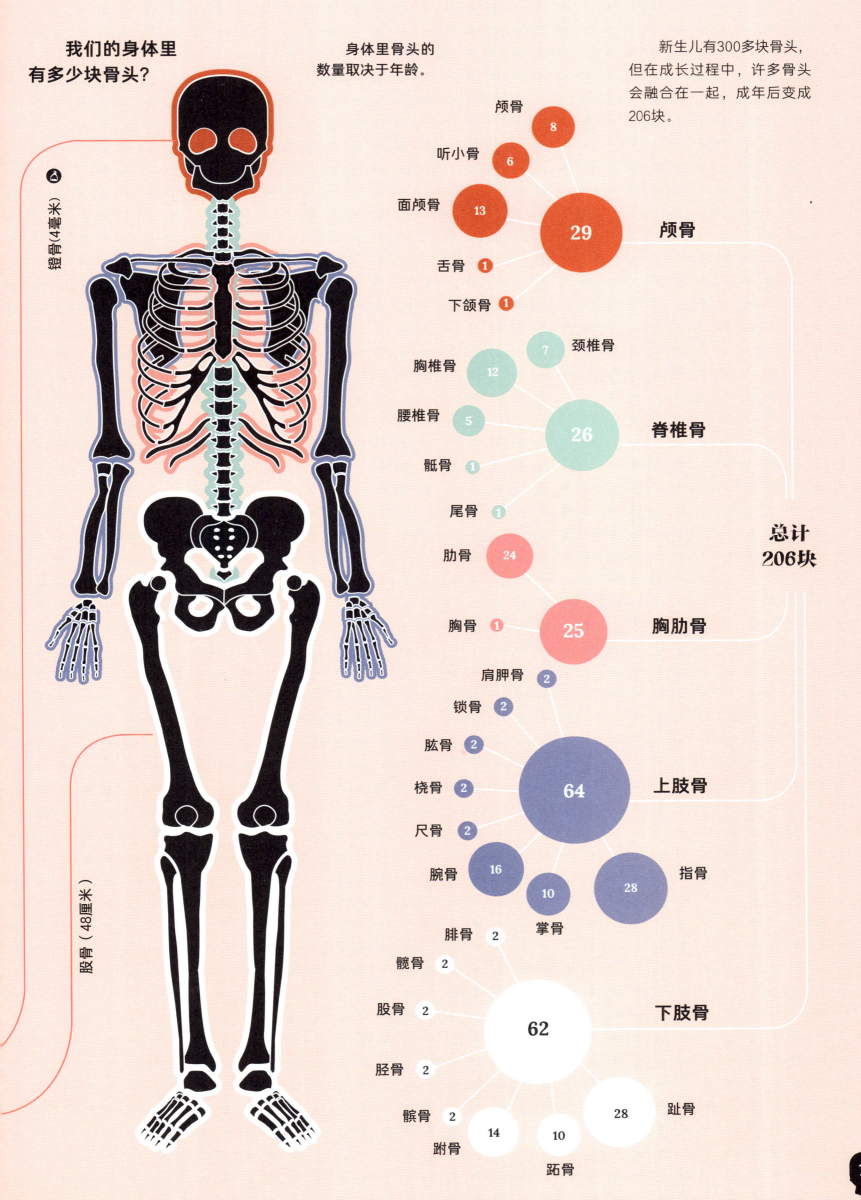

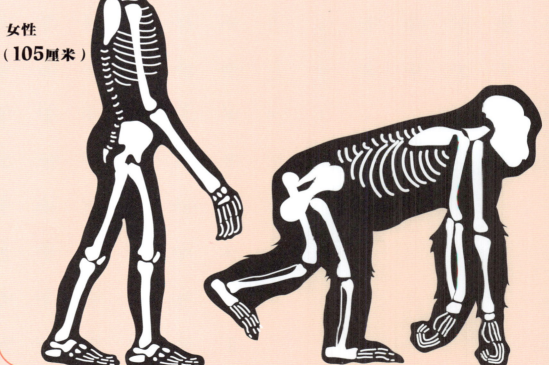

历史一瞥

人类是少数不用四条腿走路的哺乳动物之一,也就是两足动物。

一直如此吗?

南方古猿已经是两足动物了,尽管他的颅骨,也就是他的大脑,和黑猩猩的大脑一样大。

在研究400万至500万年前的第一批原始人类时,古生物学家发现,直立行走是第一个出现的人类特征。

平均身高

男性(140厘米)

女性(105厘米)

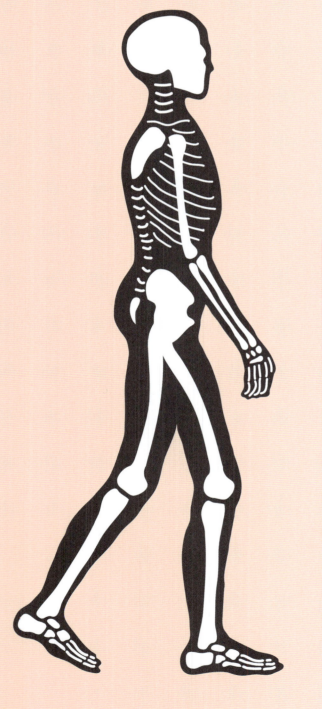

现代人类 南方古猿 黑猩猩

手臂比较

你能认出自己的手臂和手吗?

相信你一定可以!试着猜猜下面这些手臂是谁的。

研究一下这些图,你会发现相同颜色的骨头是同源的(它们的外观相似),但每一种动物的骨头形状和数量都发生了一些变化,以适应特定的生活方式。你知道它们的功能是什么吗?(答案在本页页底。)

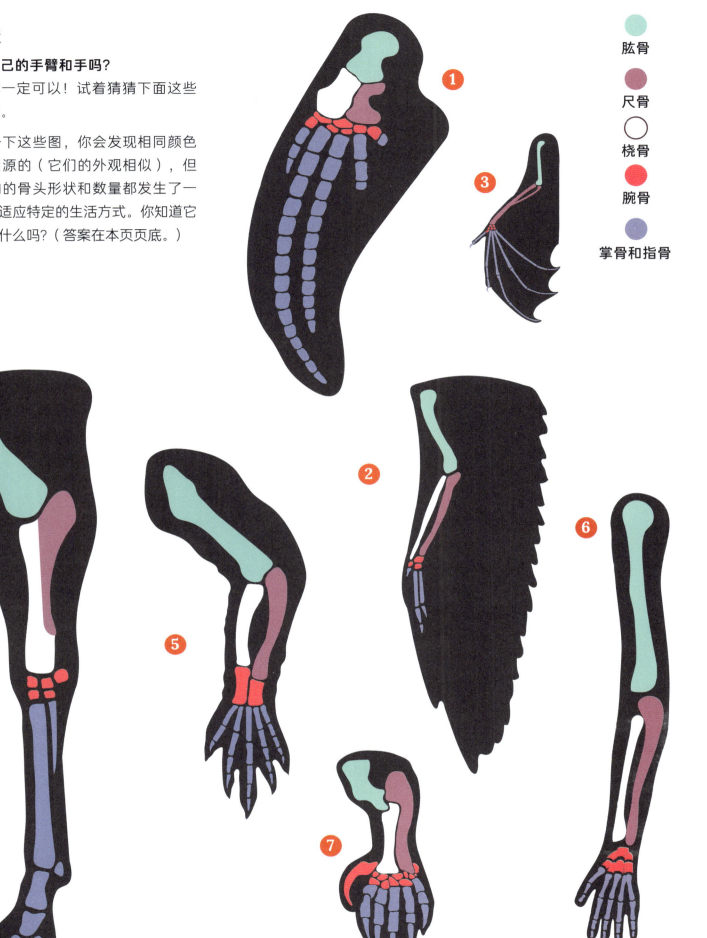

- 肱骨
- 尺骨
- 桡骨
- 腕骨
- 掌骨和指骨

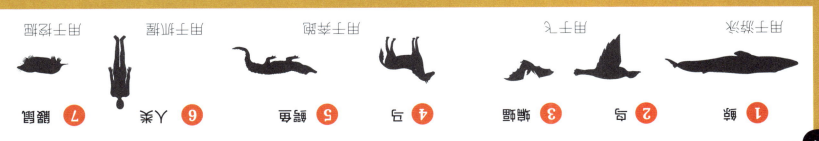

1. 鲸 用于游泳
2. 鸟 用于飞
3. 蝙蝠 用于飞行
4. 马 用于奔跑
5. 青蛙 用于跳跃
6. 人类 用于抓握
7. 鼹鼠 用于挖掘

肌肉

身体的引擎

人体大约有700块肌肉。它们层层包裹着骨骼和内部器官，约占我们体重的35%~40%。多亏了肌肉，我们的身体才能做出各种各样的动作。即使在你站着、坐着或躺着的时候，肌肉也在起着作用，甚至在你睡觉的时候它们也没闲着。

好多纤维

在显微镜下，我们可以看到肌肉组织是由细长的细胞组成的，这些细胞聚在一起形成肌纤维。我们把肌肉分成两种：横纹肌和平滑肌。

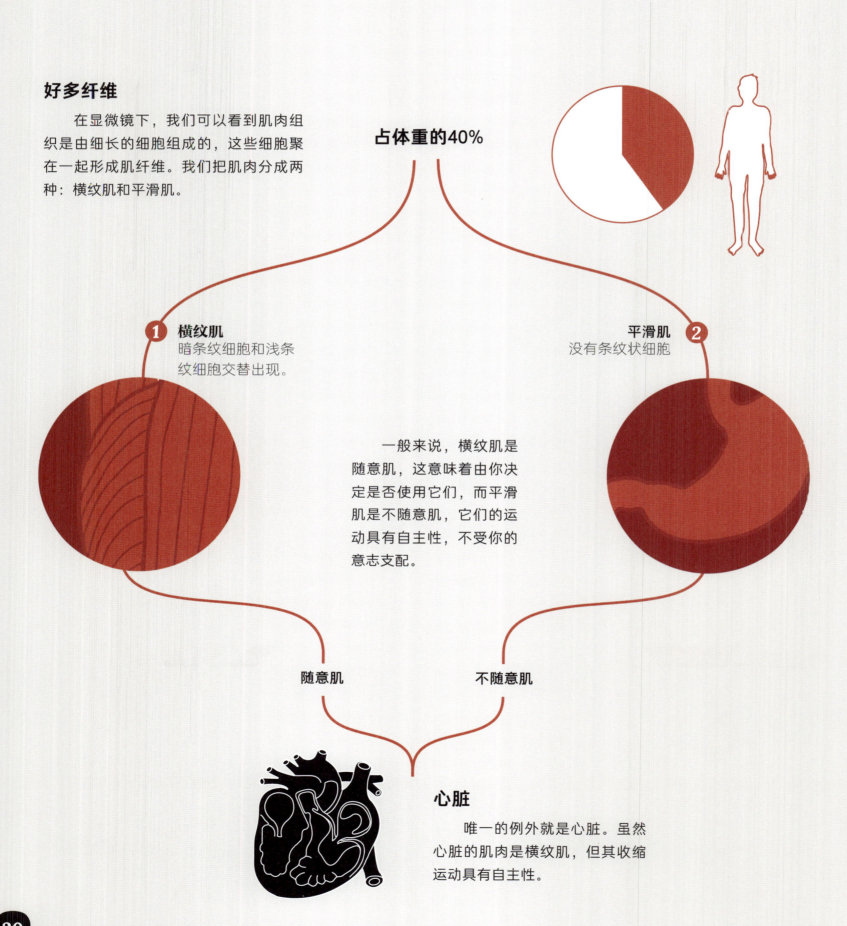

占体重的40%

① 横纹肌
暗条纹细胞和浅条纹细胞交替出现。

② 平滑肌
没有条纹状细胞

一般来说，横纹肌是随意肌，这意味着由你决定是否使用它们，而平滑肌是不随意肌，它们的运动具有自主性，不受你的意志支配。

随意肌　　不随意肌

心脏

唯一的例外就是心脏。虽然心脏的肌肉是横纹肌，但其收缩运动具有自主性。

骨骼肌

骨骼肌与骨骼配合，使身体能够运动。它们的肌纤维有横纹。骨骼肌通过肌腱连结到骨，它有一个起点、一条肌腹（实际的肌肉）和一个止点。

亲密的朋友

像伸臂、屈臂这样相反的动作是由两种不同的肌肉来完成的，这两种肌肉被称为拮抗肌。但它们不是敌人，恰恰相反，它们像亲密的朋友一样相互协作！

起点

肌腹

止点

肌肉的特性

收缩性

能够收缩的能力，也就是可以变小。

伸展性

能够舒张的能力。

食管

胃

肠

平滑肌

平滑肌是那些你无法控制的肌肉，数量很多。平滑肌存在于身体器官中，使它们有节奏地运动，这是保持这些器官存活的必要条件，所以平滑肌也非常重要。

如果你能在倒立时吞下食物（千万不要尝试！），那都要归功于食管壁上不随意肌的运动，这些肌肉可以对抗重力，将食物运送到胃里。

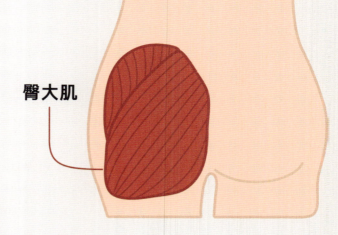

臀大肌

最大的肌肉

最大的肌肉是臀大肌，就是你屁股上的那块肌肉。

最小的肌肉

最小的肌肉是镫骨肌，长度不到1毫米，位于中耳，用以支撑体内最小的骨骼——镫骨。

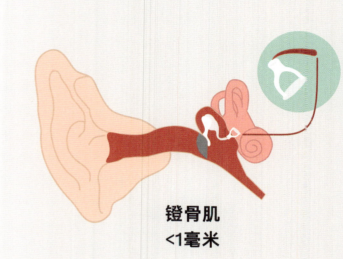

镫骨肌 <1毫米

人体肌肉的"吉尼斯纪录"

最长的肌肉

最长的肌肉是缝匠肌。它的形状像一条带子，长达40厘米，从大腿向下延伸。

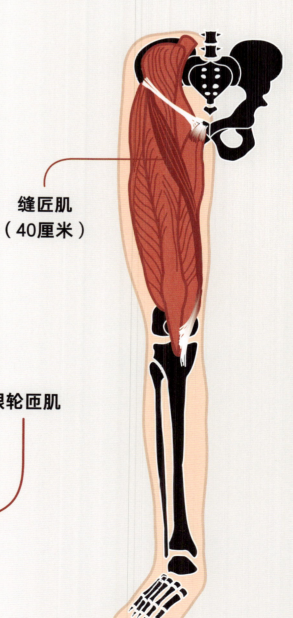

缝匠肌（40厘米）

运动速度最快的肌肉

运动速度最快的肌肉是眼轮匝肌，它可以让眼睑眨动，眨一次眼只需要0.2133秒！

眼轮匝肌

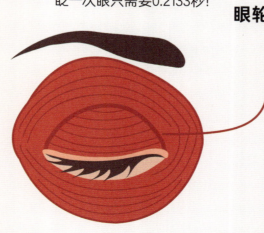

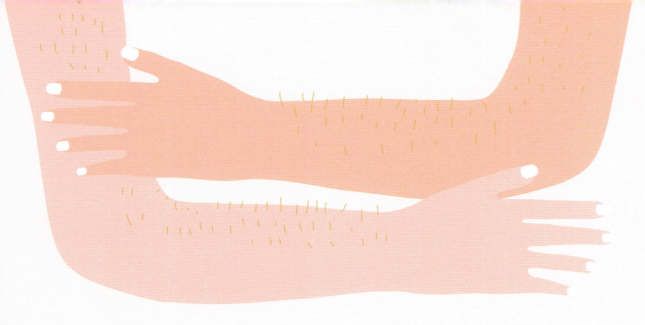

起鸡皮疙瘩

每根毛发的根部都有一小块立毛肌，它会收缩，让毛发竖立起来，我们常把这种奇怪的现象称为"汗毛倒立"。

当我们感到寒冷、恐惧时，或者当我们情绪激动时，都会发生这种情况，我们也把这种身体的反应叫作"起鸡皮疙瘩"。

你现在是什么表情？

有一组肌肉叫作皮肤肌肉，它们移动的不是骨头，而是皮肤。马背上有这种皮肤肌肉，它们可以扭动着驱赶苍蝇。人只有面部有皮肤肌肉，被称为表情肌，大约有20种，它们能使我们做出不同的面部表情，对日常交流具有重要作用。

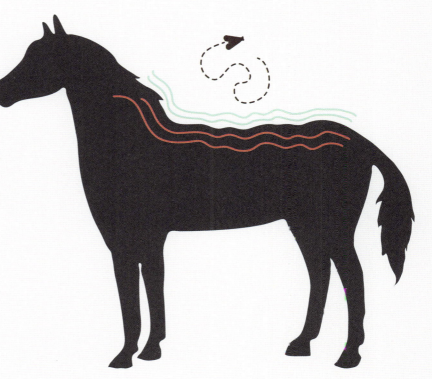

一种特殊的肌肉

在阳光下，你的瞳孔可以缩小到直径1.5毫米，而在阴凉处，瞳孔直径可以扩大到8毫米。这些变化是由一个微小而复杂的平滑肌——瞳孔括约肌控制的。

好冷啊！

你知道什么是打寒战吗？这是一种御寒的手段。这个动作通过几十块肌肉极快地收缩和舒张来提高我们的体温。肌肉收缩的另一个功能是产生热量。因此，它是保护身体的一种重要形式。当你锻炼肌肉的时候，是不是觉得很热？当你觉得冷的时候，是不是会自然地有一种搓手、跺脚的冲动？

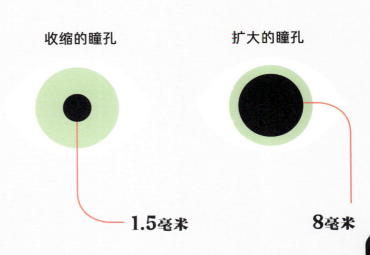

收缩的瞳孔　　　扩大的瞳孔

1.5毫米　　　8毫米

带电的鱼

带电的鱼的肌肉每收缩一次,就会产生轻微的电击。这种刺激非常微弱,不会给我们带来任何不适。

带电的鱼的发电器官由肌纤维组成,它比普通肌肉要大,其电势也比普通肌肉大得多。这些经过改造的肌组胞被称为电细胞,它们可以向周围的水中释放电流。

最著名的带电的鱼是电鳐和其他类似鳗鱼的鱼。有人说,电鳗释放的电流可以产生600伏特的电压——几乎是家用电压的3倍。

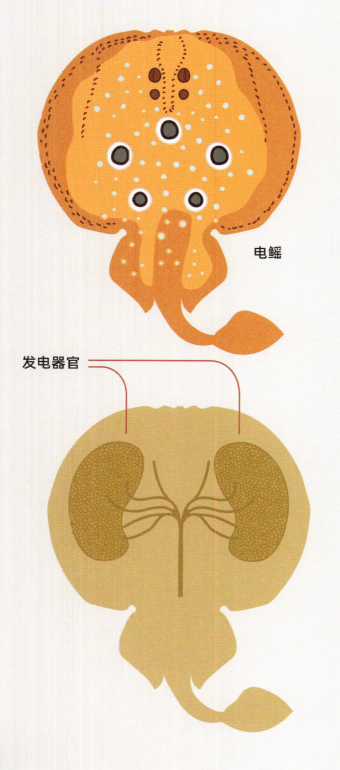

电鳐

发电器官

世界上大约有400种鱼具有"电击"的能力。

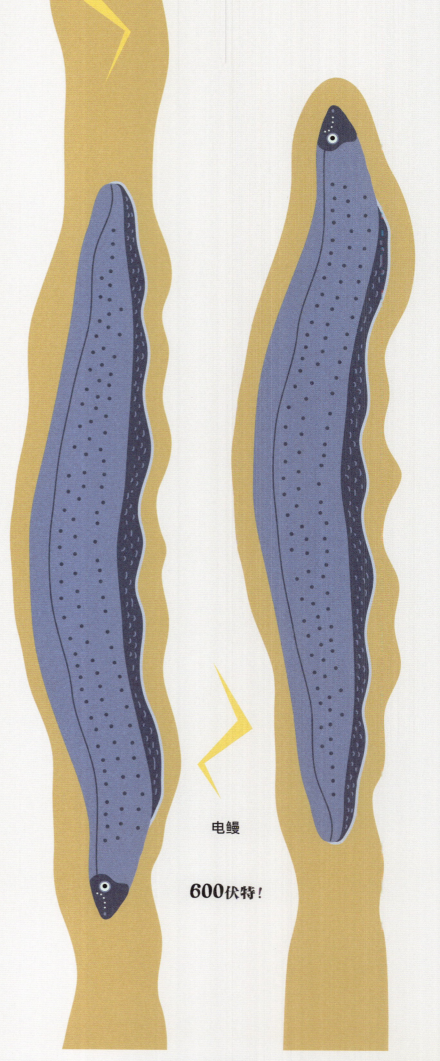

电鳗

600伏特!

充满活力的一天

将下面这个小故事中加黑的词和对应的肌肉运动连起来吧！（答案在本页页底。）

1 这是一个美丽的春日早晨。妈妈叫醒马可让他去上学，他睁开了眼睛。妈妈拉开窗帘，阳光照在他的脸上，**他不由得眯起了眼睛**。

2 马克**坐了起来**，终于起床了。

3 洗漱完毕，吃过早饭后，他**拿起书包**去上学了。

4 上午过去一半的时候有课间休息，马可正好饿了，他从书包里拿出三明治，**大口地吃了起来**。

5 马可很喜欢吃三明治，因为它不像午餐时会吃的菠菜那样要花很大的力气才能**咽下去**。

6 下午，马可有一场足球比赛。几分钟后，他**用力把球踢进了球门**——这是他的首次进球！他的朋友爱丽丝坐在观众席上，她的一头金发编成了辫子。马可有点儿喜欢爱丽丝。

7 8 爱丽丝**举起双臂**，为马可的进球欢呼起来，马可非常**激动**。

9 睡觉前，马可**抬起头**向窗外看，哇，一轮又大又圆的月亮照亮了整个花园。

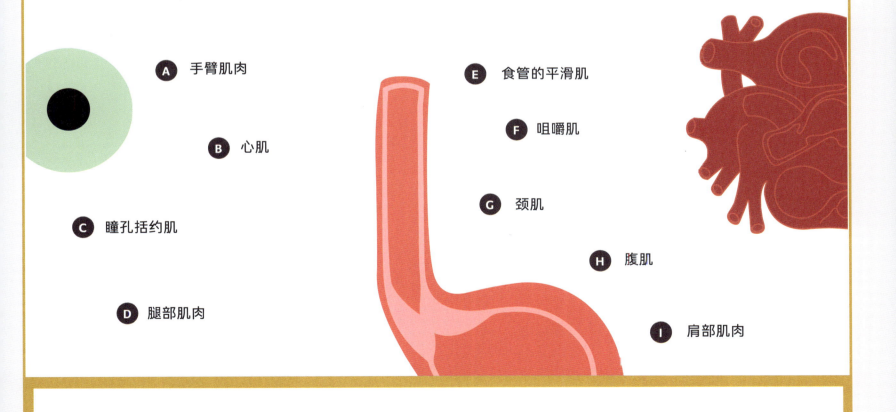

- **A** 手臂肌肉
- **B** 心肌
- **C** 瞳孔括约肌
- **D** 腿部肌肉
- **E** 食管的平滑肌
- **F** 咀嚼肌
- **G** 颈肌
- **H** 腹肌
- **I** 肩部肌肉

1C 2H 3A 4F 5E 6D 7I 8B 9G

皮肤

身体的"外衣"

如果让你说出人体某个器官的名字,你很可能会想到胃、心脏、肺或大脑,但可能不会想到皮肤。实际上皮肤也是一个器官,和其他器官一样,有着自己独特的结构和功能。

皮肤是人体最大的器官,同时也是最重的器官。以中等身材的成年男性为例,皮肤覆盖面积约为2平方米,重约10千克,几乎占体重的15%!

承重能力超强的器官

在我们的所有器官中,皮肤也是承重能力最强的。边长1厘米、厚3毫米的皮肤,可以承受10千克的质量,约等于一个小手提箱!而且皮肤像橡皮筋一样具有弹性。

人体皮肤大约重
10千克

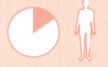

几乎占体重的15%

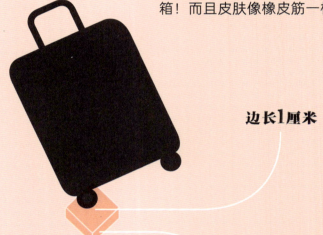

边长1厘米

3毫米厚

手掌的厚度
1.5厘米

皮肤的作用是什么?

皮肤的首要功能是为人体提供保护。皮肤是一道真正的屏障,防止灰尘、微生物和有害物质进入人体。

与此同时,它可以防止身体机能所需的水分流失,避免脱水。

皮肤还可以起到减缓冲击的作用。如果你受伤了,你可能会看到皮肤上形成了淤青,但是下面的肌肉和骨骼并没有严重受损。

皮肤的功能
- 提供保护
- 排泄废物
- 具有感觉(触觉)

出汗

皮肤另一个重要的任务就是通过出汗的方式排出身体产生的部分废物。所以出汗很重要,尽管出汗时我们常感觉黏糊糊的,不是很舒服。

虽然你可能没意识到这一点,但是即使在你睡觉时,身体也会排出汗液。通常我们一天能排出1升左右的汗液,在进行剧烈运动时,排汗量能达到10升。

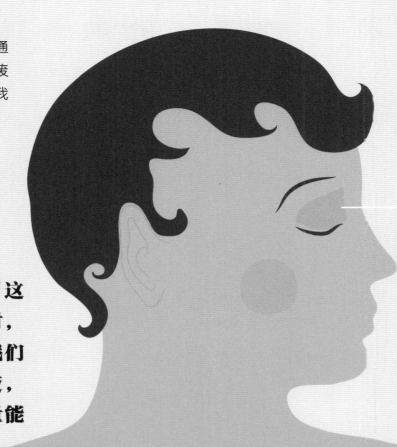

眼睑厚度 0.4毫米

因为皮肤内部有一种叫作感受器的特殊细胞,所以你可以感觉到热、冷、痛等。

通过触摸一个物体,你也可以感觉它是软的、硬的、平滑的,还是粗糙的。

皮肤拥有5种感觉之一:触觉。

层层外衣

表皮与外界直接接触,由死亡的细胞组成。每分钟大约有3万个皮肤细胞死亡。它们会逐渐脱落,被新细胞取代。一个月后,整个表皮层就完全更新了。

我们一生中会脱落的皮肤细胞重达20千克!

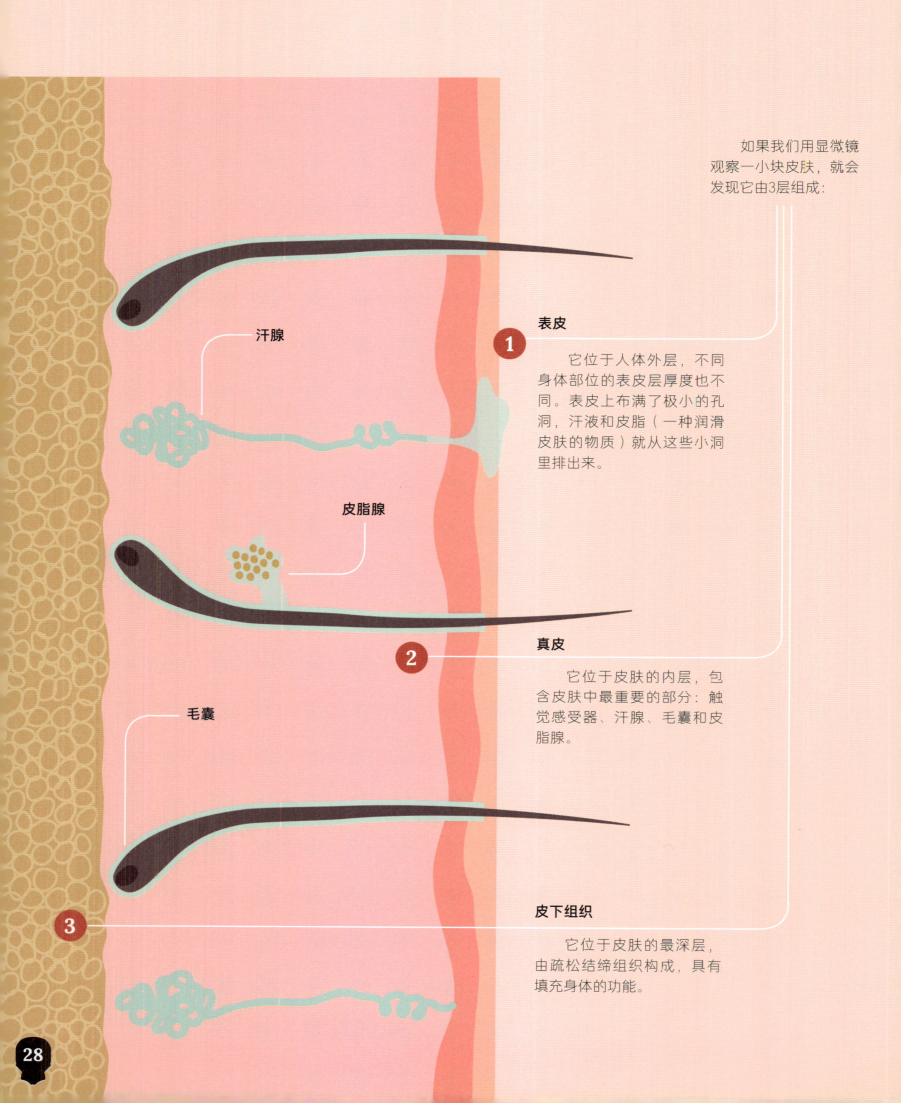

如果我们用显微镜观察一小块皮肤,就会发现它由3层组成:

① 表皮

它位于人体外层,不同身体部位的表皮层厚度也不同。表皮上布满了极小的孔洞,汗液和皮脂(一种润滑皮肤的物质)就从这些小洞里排出来。

② 真皮

它位于皮肤的内层,包含皮肤中最重要的部分:触觉感受器、汗腺、毛囊和皮脂腺。

③ 皮下组织

它位于皮肤的最深层,由疏松结缔组织构成,具有填充身体的功能。

皮肤的附属品——毛发和指甲

除了嘴唇、手掌和脚掌等区域，我们全身上下都有毛发。

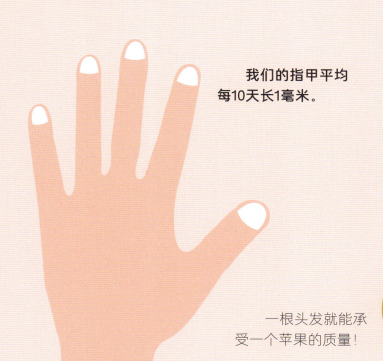

我们的指甲平均每10天长1毫米。

我们的头发平均每个月长1厘米。

一根头发就能承受一个苹果的质量！

皮肤和毛发的颜色

人的肤色多种多样，有黑色、白色、黄色、棕色等色调。

毛发也是如此，有浅金色的毛发，也有乌黑的毛发，还有处于中间色调的红色和棕色的毛发。

黑色素保护皮肤免受太阳紫外线的伤害。

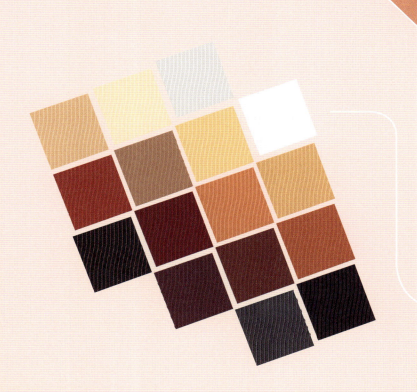

所有这些不同的色度取决于皮肤中的一种色素的含量——黑色素，每个人皮肤中的黑色素含量都不同。如果你的体内黑色素含量很少，那么皮肤就是苍白的。当你晒太阳的时候，表皮会产生更多的黑色素，因此皮肤变得更黑。

老年人会长白发是由于缺乏黑色素。但不仅仅是这样，如果只是因为没有黑色素，那么头发会是透明的。由于黑色素减少，小气泡取代了黑色素，并反射光线，使头发看上去是白色的。

29

那动物呢?

人类的毛发和黑猩猩的一样多,都有大约500万个毛囊。

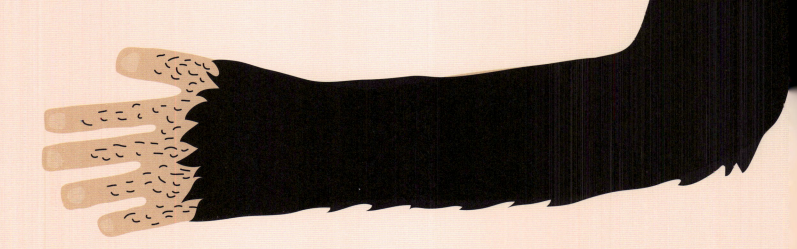

光秃秃的猴子

如果这是真的,为什么猴子看起来比人类的毛发更多呢?为什么人类的外号叫"光秃秃的猴子"?

那是因为人类大多数的毛发很短、很细,颜色很浅,肉眼几乎看不见。

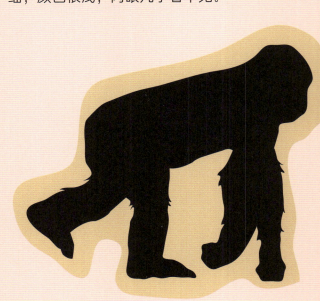

你知道厚皮动物是什么意思吗?这个词来源于希腊语,意思是厚厚的皮肤。像犀牛这样的厚皮动物,皮肤可达5厘米厚。大象的皮肤也有这么厚!

尽管厚皮动物的皮肤很厚,但它们仍然和我们一样敏感。

皮肤厚度

(5厘米)

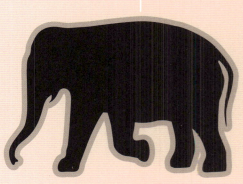

大多数哺乳动物的身上都覆盖着毛发。不过，也有一些例外，例如海豚和鲸。这是因为这些动物在水中生活，毛发会碍事。

只有哺乳动物有毛发，鱼类和爬行动物没有，但它们有鳞片，鸟类还有羽毛和绒羽。像所有的两栖动物一样，青蛙和蟾蜍皮肤"裸露"。

有毛发
哺乳动物
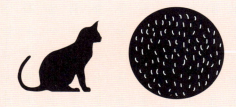

不同的动物，不同的"外衣"

几乎没有毛发
水生哺乳动物
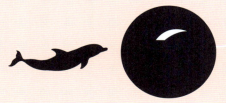

鳞片
鱼类和爬行动物
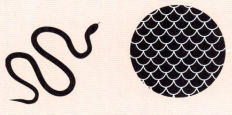

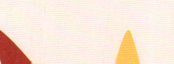

皮肤的颜色取决于什么？

哺乳动物皮肤中的主要色素是黑色素，但有一些动物皮肤中有其他色素。

某些鸟类吃的植物中有类胡萝卜素，这种色素会使它们的羽毛变成红色或黄色。

羽毛和绒毛
鸟
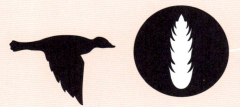

裸露的皮肤
两栖动物
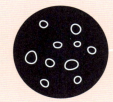

某些动物身体上的浅蓝色或深蓝色不是色素产生的，而是皮肤的一种"花招"。因为特殊的皮肤结构，山魈脸上的皮肤和鹦鹉的羽毛会像天空一样散射蓝色光线，因此看起来是蓝色的。

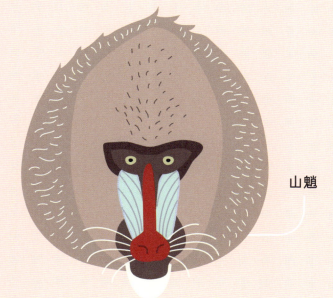

山魈

甚至许多鱼类和某些鸟类，如蜂鸟，身上的彩虹色也是一种"花招"，这是一种类似于肥皂泡的光反射现象。

血液

液体组织

很难想象血液是一种组织，不过这确实是事实——血液属于结缔组织。

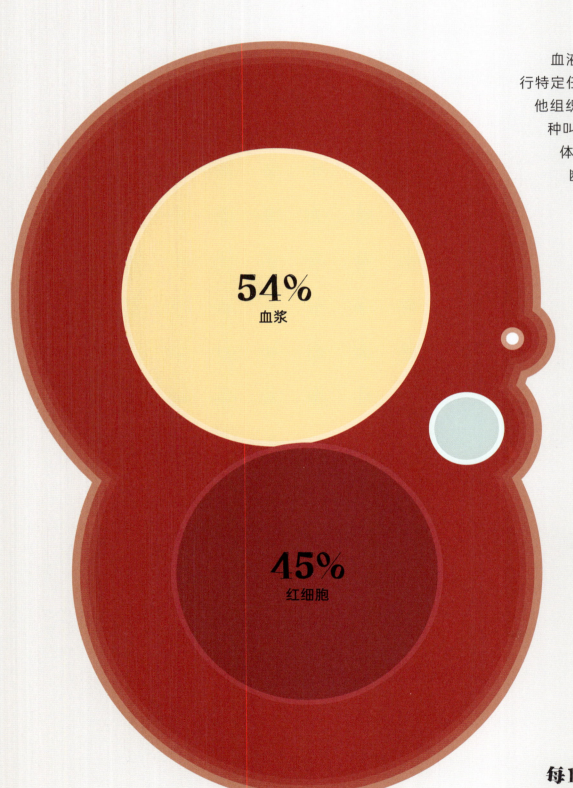

血液具有组织的所有特征，它由执行特定任务的特殊细胞组成。血液和其他组织的区别在于它的细胞浸泡在一种叫作血浆的淡黄色液体中，这种液体可以使血液在我们的身体中不间断地流动。血液沿着血管流向身体的各个部位。

54%
血浆

白细胞

+ 1%

血小板

45%
红细胞

血液的组成

血浆是血液的液体部分，占总量的55%。这也就意味着血液中的有形成分，即细胞，占45%。

有形成分是什么？它们有什么不同？

每13千克的体重大约含有1升血液，你可以根据自己的体重计算出体内有多少血液。

血细胞

血细胞的形状和大小各不相同,大多数是在骨髓中产生的,骨髓中有大量的未成熟细胞,被称为干细胞。

骨髓每天产生约1500亿~2000亿个红细胞和血小板,还有数百亿个白细胞。

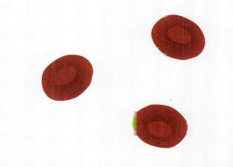

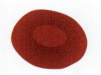

红细胞

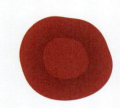

红细胞的平均寿命约为4个月。在这段时间里,它走了近1500千米。

白细胞

白细胞是我们抵御潜在"敌人"的屏障。白细胞有不同的类型,它们分别使用不同的策略来对付细菌、病毒和其他试图侵入我们身体的有害物质。有些细胞将"敌人"包围、吞下,然后"消化",这个过程叫作"吞噬作用"。

其他的白细胞的运行系统更精细。著名的抗体就是由它们产生的,而每种疾病的抗体都各不相同。

白细胞的类型

白细胞

血小板

血小板

血小板是血液中最小的成分,它们不是真正的细胞,而是一种大细胞——巨核细胞脱落的细胞碎片。像血细胞一样,巨核细胞在骨髓中形成,但很容易裂开。

血小板可能看起来不太重要,但实际上,它们在复杂的凝血过程中发挥着非常重要的作用。每次你被划伤或割伤时,血小板可以使血液凝固。它们会在伤口处集合,堵住伤口,与红细胞一起形成血栓,阻止出血。

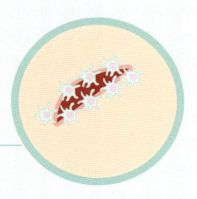
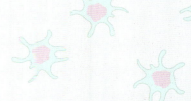

33

红细胞

你绝对不会把人类的红细胞与其他细胞混淆。拿一小团红色黏土,用拇指和食指按压一下,就创造出了一个巨大的"红细胞"。

事实上,人类的红细胞非常小,它们的直径约为6~8微米。而其他类型的细胞直径约为30~40微米。

为什么是红色的?

红细胞中含有血红蛋白,因此呈红色。血红蛋白是一种含铁的蛋白质,每个红细胞含有约2.7亿个血红蛋白分子。为了能在这么小的细胞里容纳这么多的分子,人类的红细胞没有细胞核和其他常见的细胞器。

为什么血红蛋白如此重要呢?因为它携带着氧气并将氧气输送至体内的所有细胞。细胞需要氧气才能存活。

更红的血液

生活在海拔3000~4000米的高海拔地区的人群体内的红细胞数量比其他地区人群体内的红细胞数量要多。这是因为高海拔地区的空气含氧量较低,为了获得所有细胞所需的氧气量,唯一的办法就是增加血红蛋白。

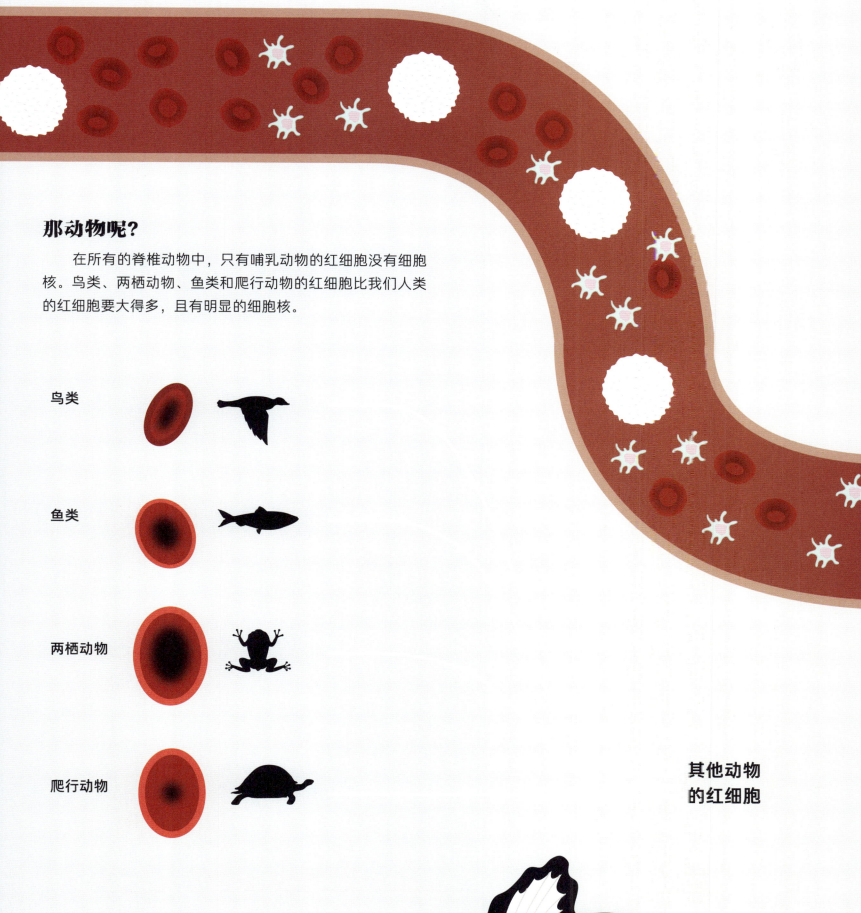

那动物呢？

在所有的脊椎动物中，只有哺乳动物的红细胞没有细胞核。鸟类、两栖动物、鱼类和爬行动物的红细胞比我们人类的红细胞要大得多，且有明显的细胞核。

鸟类

鱼类

两栖动物

爬行动物

其他动物的红细胞

没有红细胞的生物

有一种脊椎动物的血液中没有红细胞——鳄冰鱼。这种鱼生活在南极寒冷的水域中，那里的氧气非常丰富。经过考察，科学家们认为鳄冰鱼可以利用皮肤直接从水中获得氧气，氧气可以在血液中自由流动，不需要血红蛋白来运输。

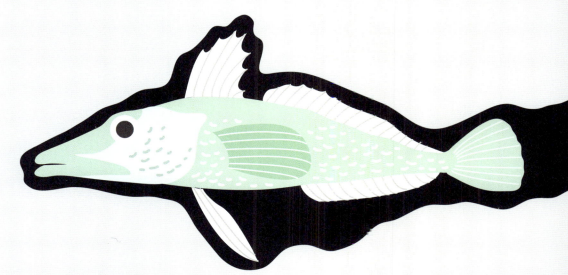

心脏和血管系统

生命的跳动

血液的流动被称为"生命之流"。血管里的血液就像小溪里的水一样流动,但是小溪最终会流入一条更大的河流或大海。而血液循环着流动,周而复始地完成同样的旅程,这就是为什么我们称这个过程为血液循环。

心脏

心脏是我们最重要的器官之一,位于胸腔内,两肺之间。心脏内部有4个腔室:左心房、右心房、左心室、右心室。

在心脏内部,血液只能向一个方向流动。血液流入心房,再从心室中流出。这是因为心脏有特殊的瓣膜,它可以打开让血液进入,然后立即关闭,防止血液倒流。

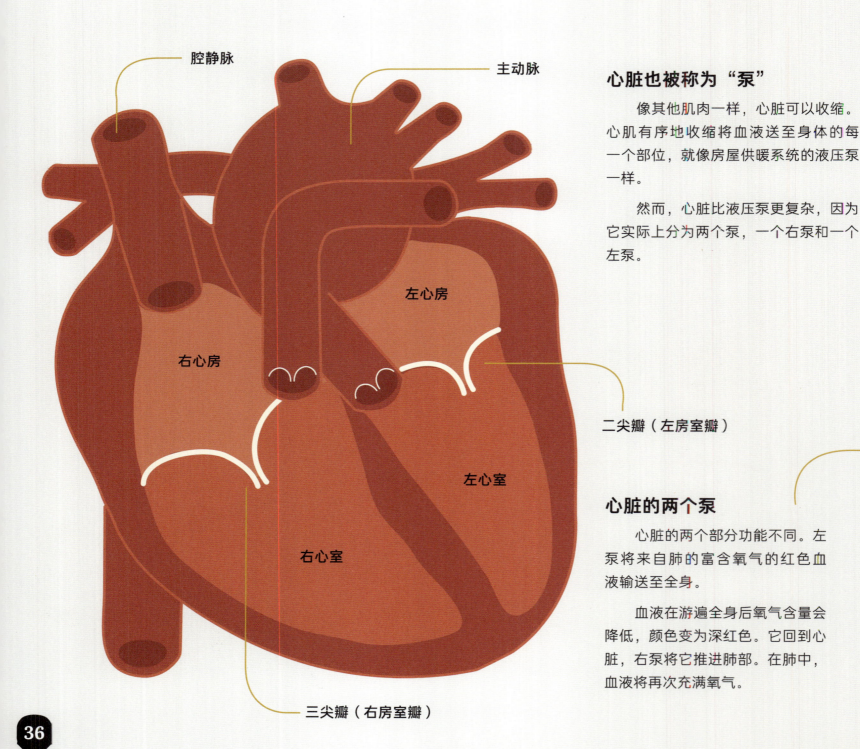

心脏也被称为"泵"

像其他肌肉一样,心脏可以收缩。心肌有序地收缩将血液送至身体的每一个部位,就像房屋供暖系统的液压泵一样。

然而,心脏比液压泵更复杂,因为它实际上分为两个泵,一个右泵和一个左泵。

心脏的两个泵

心脏的两个部分功能不同。左泵将来自肺的富含氧气的红色血液输送至全身。

血液在游遍全身后氧气含量会降低,颜色变为深红色。它回到心脏,右泵将它推进肺部。在肺中,血液将再次充满氧气。

动脉、静脉和毛细血管

血液流经的管道被称为血管，由于它们的结构、管径和"方向感"不同，它们的名称也不同。

动脉是起源于心脏的血管，将血液输送到全身。离心脏越远的地方，血管就越细，甚至像头发那么细，这种血管被称为毛细血管。血液从毛细血管开始，通过静脉开始回流，静脉是回到心脏的血管。

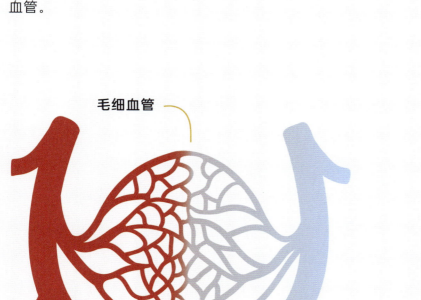

毛细血管

动脉
将血液从心脏输送到全身。

静脉
将全身各处的血液带回心脏。

如果我们把身体里所有的血管都连起来，长度可达9.65万千米，足够绕地球两圈！

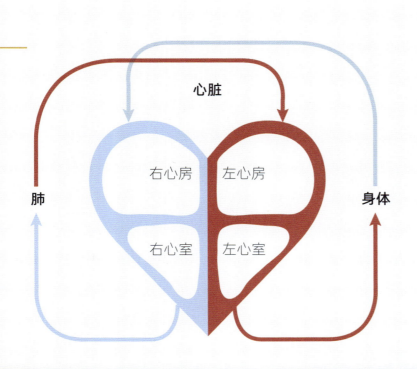

心脏 — 右心房 / 左心房 — 右心室 / 左心室 — 肺 — 身体

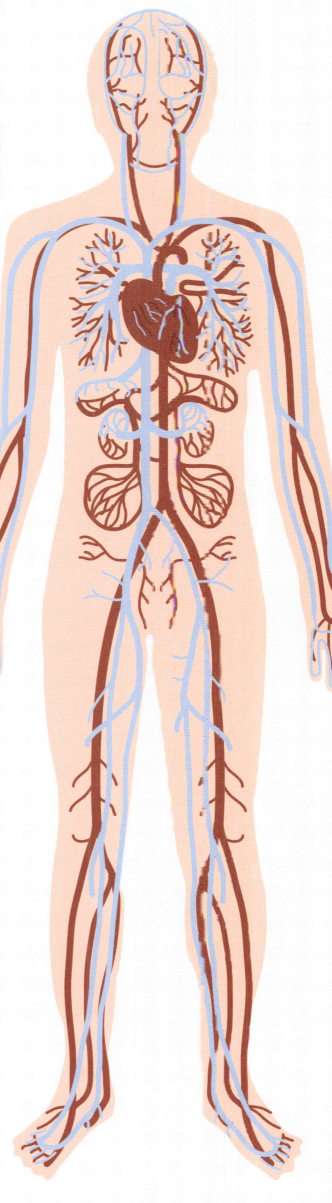

那动物呢?

为什么说我们的血液循环是完全的双循环?

之所以是双循环,是因为我们的血液循环会两次经过心脏。而"完全"是因为富氧血液和缺氧血液不会混在一起。这种循环不是人类独有的,其他哺乳动物和鸟类也是这样。

爬行动物和两栖动物也是双循环,但不是完全的双循环。它们的心脏有两个心房,但只有一个心室,所以含氧的血液和不含氧的血液是混在一起的。

鱼类的情况则不同,因为它们没有肺。血液在鳃内补充氧气,然后再从鳃流向身体的其他部分,只经过心脏一次。这就是为什么鱼的血液循环是单循环。

完全双循环
哺乳动物　鸟类

不完全双循环
爬行动物　两栖动物

单循环
鱼类

最大的心脏

谁拥有最大的心脏?

当然是蓝鲸了!

它的心脏将近200千克,大小和质量几乎和一架小钢琴差不多。

直径 **30厘米**

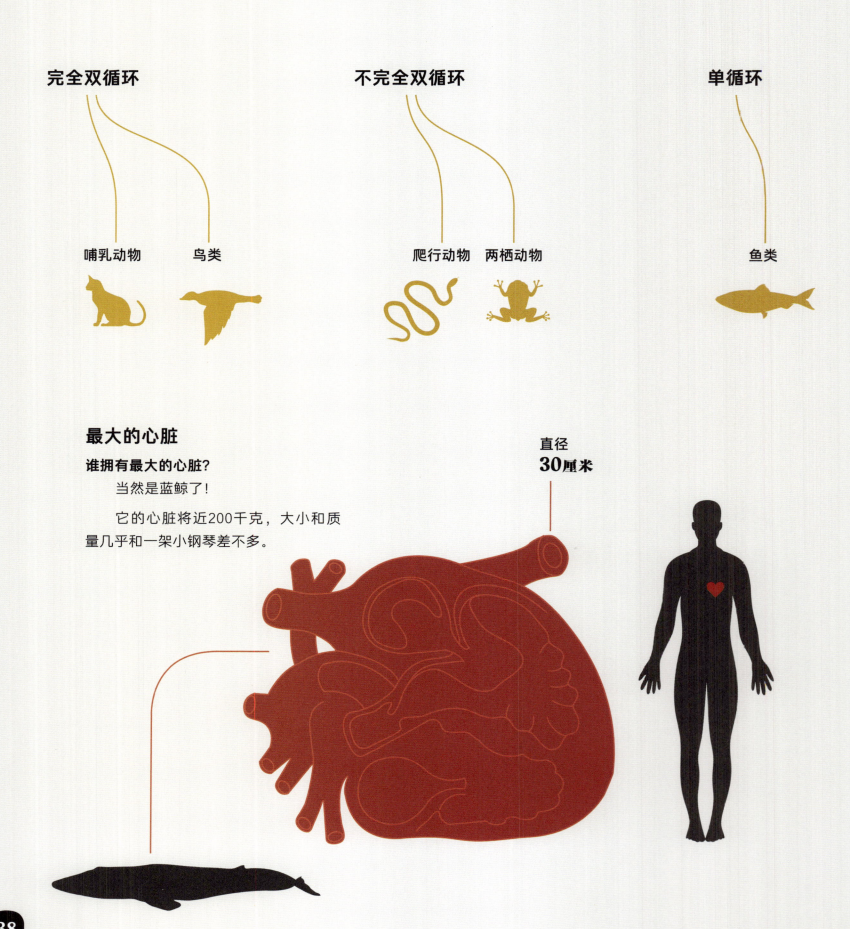

心跳

如果你把耳朵贴在朋友的胸口上,你应该可以听到他的心跳声。这种声音到底是怎么产生的?其实这是心脏瓣膜关闭时发出的声音。成年人的心跳频率约为每分钟70~90次(休息时),儿童心跳频率更高,每分钟100~120次)。在我们一生中,心脏大约要跳动30亿次。

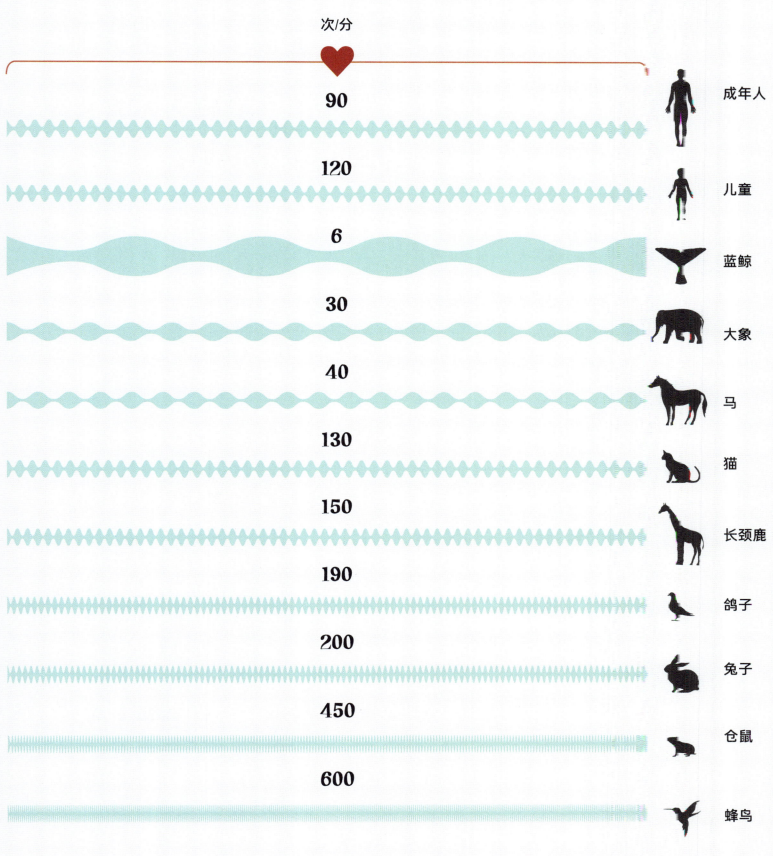

其他动物的心跳频率是多少?

次/分

次/分	动物
90	成年人
120	儿童
6	蓝鲸
30	大象
40	马
130	猫
150	长颈鹿
190	鸽子
200	兔子
450	仓鼠
600	蜂鸟

在雄性蜂鸟争斗时,蜂鸟的心跳频率可以达到每分钟1000次以上——这是动物王国的最高纪录!

呼吸系统

呼吸清新空气

长时间屏住呼吸是很危险的,比如在水下游泳的时候。身体需要持续的氧气供应,这是人类生存所必需的条件。人体还需要不断地排出二氧化碳,它是一种人体细胞产生的废物。

每次呼吸都由两个阶段组成:吸气,吸入空气;呼气,排出空气。

O_2 氧气

CO_2 二氧化碳

每次吸气,你会吸入约0.5升空气,每分钟可吸入6~8升空气。

1分钟 呼吸15次

呼吸

人在休息的时候每分钟会呼吸15次左右。刚出生的婴儿呼吸频率更高,一分钟可达70次!

空气会通过鼻子或嘴巴(或同时)沿着一条精确的路线进入人体。先进入喉咙、气管和两个支气管,然后进入两个肺。呼气时路线相同,但方向相反。

细菌　病毒　黏液　上皮细胞　纤毛　杯状细胞

天然空气净化器

我们呼吸的空气中总是含有一些颗粒,如灰尘、花粉或微生物。这些颗粒会损伤气管表面或造成感染,所以一定不能让这些颗粒进入我们的肺部。黏液会将它们吸附住,然后由纤毛将它们转移至气管上部,最后我们将其咳出、喷出或咽下。

咳嗽是一种动作剧烈而声音嘈杂的呼气形式,它的目的正是帮助我们的呼吸系统清除那些有害物质。

肺

肺看起来像两个大锥形囊，被胸腔保护着。它海绵般的质地是由于在支气管的分支末端有数量惊人的肺泡，它们在两叶肺里的总数可达4亿~7亿。气体交换在肺泡内进行，这就是氧气进入血液中，血液释放二氧化碳排出体外的过程。如果把所有肺泡的表面积加起来，面积和一个网球场差不多大！

鼻腔

喉咙

气管

支气管

肺

膈肌

每天，在血液的常规气体交换过程中，红细胞会吸收近200升氧气，并释放约500升二氧化碳。

无膈肌，不呼吸

肺里没有肌肉组织，所以它不能自己运动。这就是为什么它要依靠一个非常重要的肌肉——膈肌。吸气时，膈肌收缩，扩大胸腔容积；呼气时，膈肌放松并再次抬起，帮助肺部将空气呼出。

那动物呢?

其他哺乳动物的肺和我们的肺一样,它们的呼吸方式也和我们一样,但有一个例外——鲸类动物。

海豚和鲸也用肺呼吸,但它们并没有自主呼吸的能力,它们必须决定何时浮出水面呼吸。这些动物在血液和肌肉中储存了大量的氧气,因此,即使呼吸频率低一些也没有关系。

抹香鲸可以在水下闭气近两个小时!

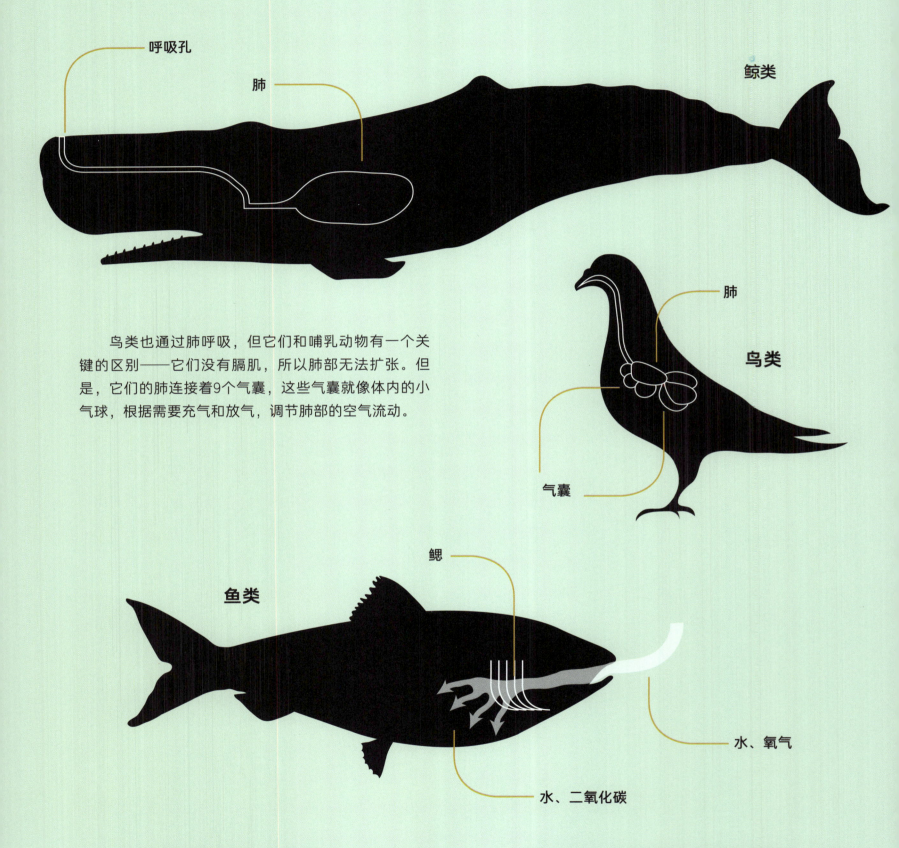

鸟类也通过肺呼吸,但它们和哺乳动物有一个关键的区别——它们没有膈肌,所以肺部无法扩张。但是,它们的肺连接着9个气囊,这些气囊就像体内的小气球,根据需要充气和放气,调节肺部的空气流动。

鱼类这种脊椎动物根本没有肺。显然,因为它们生活在水里,不能呼吸空气。不过,鱼类和我们一样需要氧气,而且必须排出二氧化碳。

鱼类的气体交换是通过头部两侧的特殊器官——鳃进行的。这是一种梳子状的薄层,布满毛细血管,可以捕获水中的氧气。

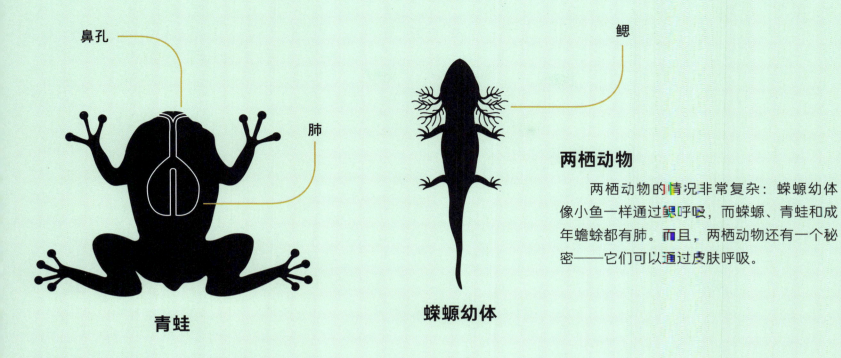

两栖动物

两栖动物的情况非常复杂：蝾螈幼体像小鱼一样通过鳃呼吸，而蝾螈、青蛙和成年蟾蜍都有肺。而且，两栖动物还有一个秘密——它们可以通过皮肤呼吸。

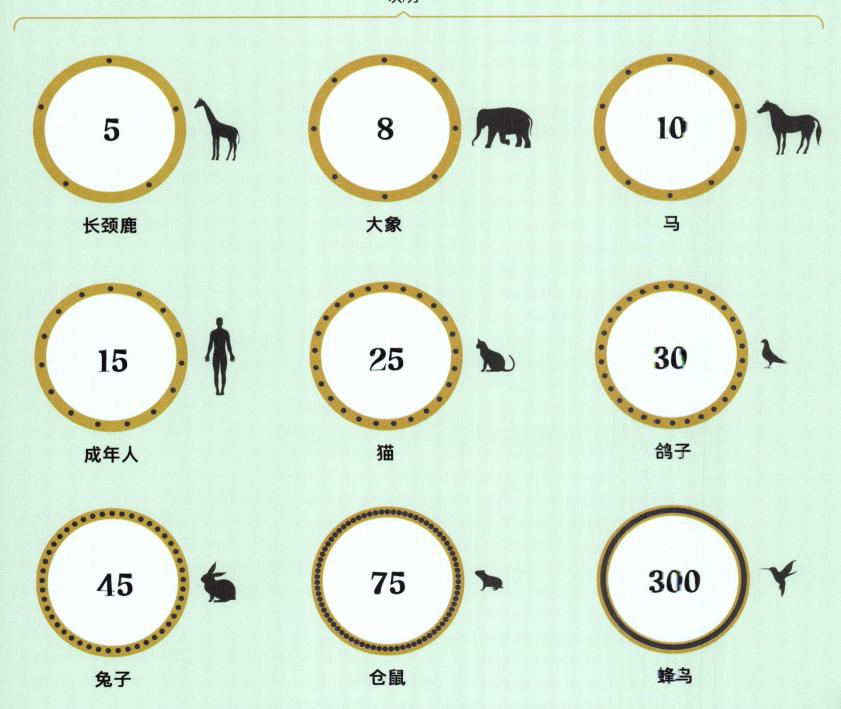

消化系统

吃点东西，找回活力

就像我们离开呼吸无法生存一样，我们离开食物也无法生存，因为身体里的每个细胞都需要能量才能运转。这种能量来自我们从食物中吸收的营养。

消化道

我们的体内有一根长管子，从嘴巴开始，到肛门结束。有些部分比较宽，有些部分比较窄，有些则紧紧地折叠在一起。这根管子叫作消化道。

我们所吃的食物经过加工转移到血液中，然后由血液将营养送至细胞中。食物才算在体内进行了一次真正的旅行。

食物旅行的起点

想要吃下一口食物，必须先用牙齿咀嚼，嚼碎食物，还要用唾液腺分泌的唾液润滑食物。唾液腺通过导管与口腔相连。

在这个阶段中，口中的食物被称为食团，由舌头将其推到食管中，由此开启它的旅程。

仅在一天之内，我们就可以产生约1升唾液！

食管

食管是胃肠道的第一部分，长约25~30厘米，直径约为2~3厘米，从喉咙延伸至胃。食团通过食管大约需要7秒。

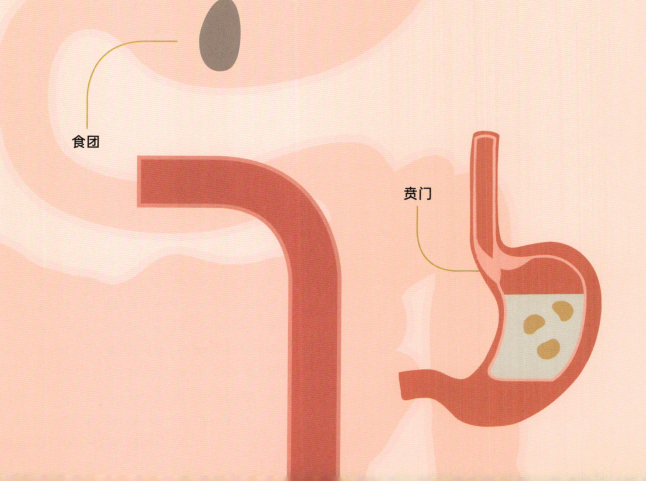

食团

贲门

胃

　　食管连接的是胃，消化系统中袋状的组织，可容纳1.5升的食物。

　　胃壁覆盖着肌纤维。食物一到胃里，肌纤维就开始收缩。就像揉面一样，肌纤维要想发挥作用必须要有液体。

　　胃本身会产生胃液，这是一种比柠檬或醋酸性更强的分泌物。

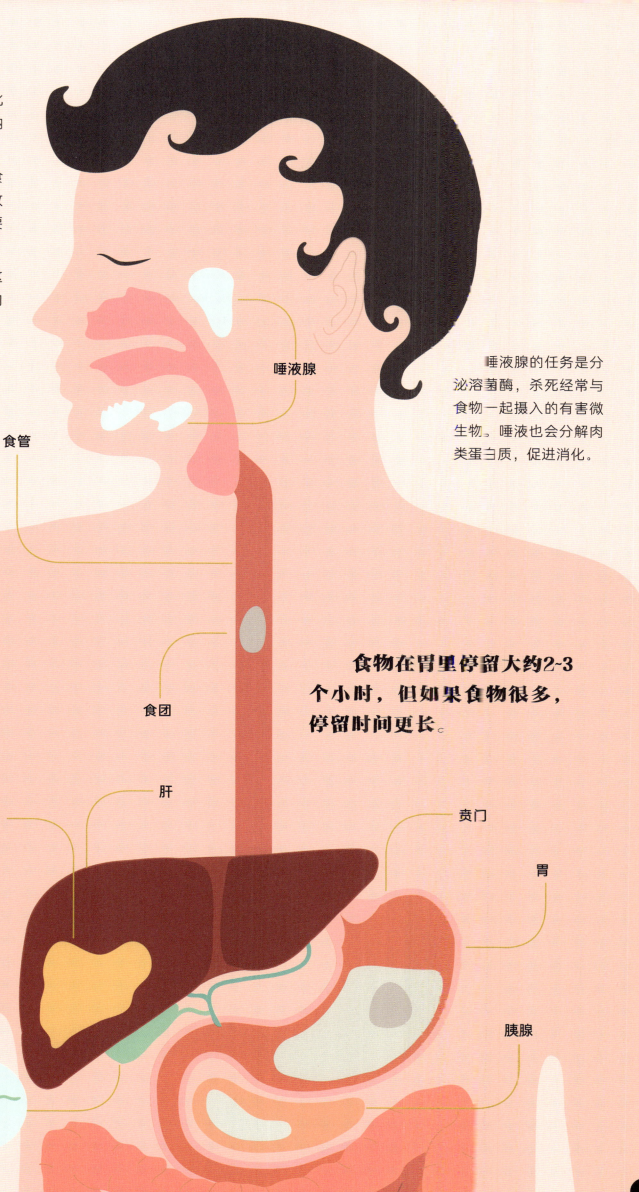

唾液腺

唾液腺的任务是分泌溶菌酶，杀死经常与食物一起摄入的有害微生物。唾液也会分解肉类蛋白质，促进消化。

食管

食物在胃里停留大约2~3个小时，但如果食物很多，停留时间更长。

食团

肝

胆汁

贲门

胃

胰腺

胃肠道的助手

肝

有两个器官协助消化道的工作，它们功不可没。

第一个是肝，这是一个重约2千克的大器官，几乎占体重的2.5%。

肝的功能很多，它所分泌的胆汁能够帮助消化，胆汁是一种黄棕色的黏稠液体。肝每天分泌大约1升胆汁。

胆汁的作用是什么？

它有助于消化肠道中的脂肪。

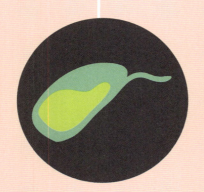

胆囊

部分胆汁储存在与肝相连的小袋状器官——胆囊里。

胰

消化道中第二个辅助消化的器官是胰，这是一个细长的小型器官，呈浅橙色，12~15厘米长。胰会为身体执行其他重要的任务，但它在消化过程中的主要功能是分泌胰液。

胰液是一种无色液体，99%的成分是水。胰每天分泌0.5~2升胰液。和胆汁一样，这种液体被分泌到小肠的起始部分——十二指肠中。胰液有助于脂肪和蛋白质的消化和分解，因此至关重要。

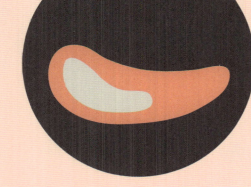

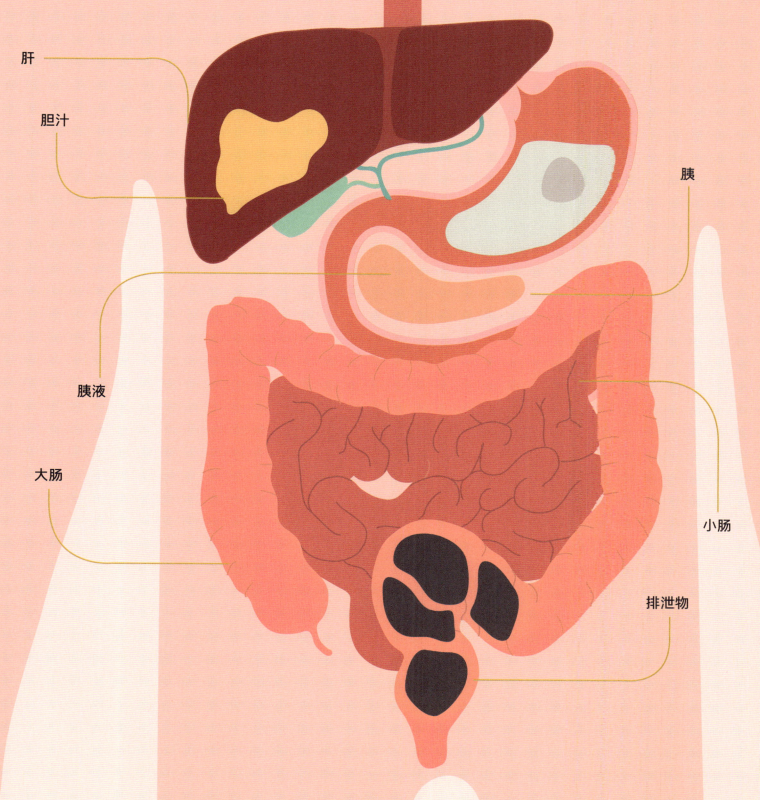

肝

胆汁

胰

胰液

大肠

小肠

排泄物

欢迎来访

肠道中容纳着大约100万亿个细菌，比整个身体中的细胞总数还多！它们共同形成了肠道菌群，重达1.5千克。

不过别担心，它们不会让你生病的！

相反，这些细菌的存在很重要 它们能帮助身体获取维持健康的重要维生素。

小肠

胃与小肠之间有一个环形肌性结构叫作幽门括约肌。食物在小肠内被转化成一种充满营养的液体，这样就可以被毛细血管吸收到血液中。因为小肠长4~6米，直径3厘米，所以层层折叠，盘绕卷曲，占据腹腔的大部分空间。它的内壁非常柔软，有种天鹅绒般的触感，这是因为内壁表面覆盖着极小的、指状的凸起——肠绒毛。每根绒毛长0.4~0.6毫米，每10~40毫米²的组织中有6000~25000根绒毛。

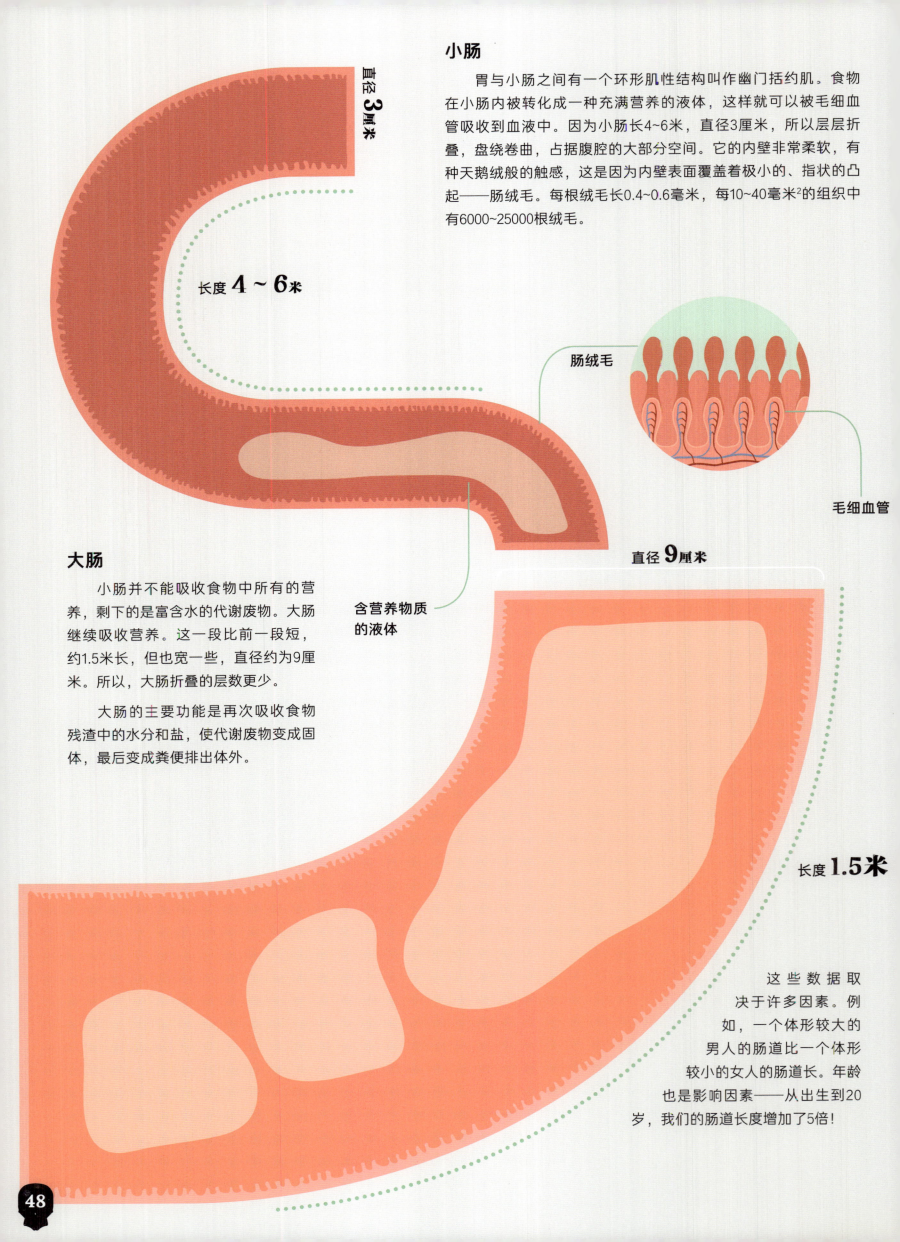

直径3厘米

长度 4~6米

肠绒毛

毛细血管

含营养物质的液体

直径 9厘米

大肠

小肠并不能吸收食物中所有的营养，剩下的是富含水的代谢废物。大肠继续吸收营养。这一段比前一段短，约1.5米长，但也宽一些，直径约为9厘米。所以，大肠折叠的层数更少。

大肠的主要功能是再次吸收食物残渣中的水分和盐，使代谢废物变成固体，最后变成粪便排出体外。

长度 1.5米

这些数据取决于许多因素。例如，一个体形较大的男人的肠道比一个体形较小的女人的肠道长。年龄也是影响因素——从出生到20岁，我们的肠道长度增加了5倍！

那动物呢?

胃

有些哺乳动物不止有一个胃，它们有4个！

这些动物就是草食动物，例如奶牛、鹿和羚羊。草食动物只吃植物，并且食量很大，因为植物所含的营养不够丰富。

在消化过程的第一阶段，这些食物需要更大的空间（意味着更多的胃）和更长的时间。所以未经充分咀嚼就吞咽下去的食物会再次回到嘴里细嚼一遍（反刍）。

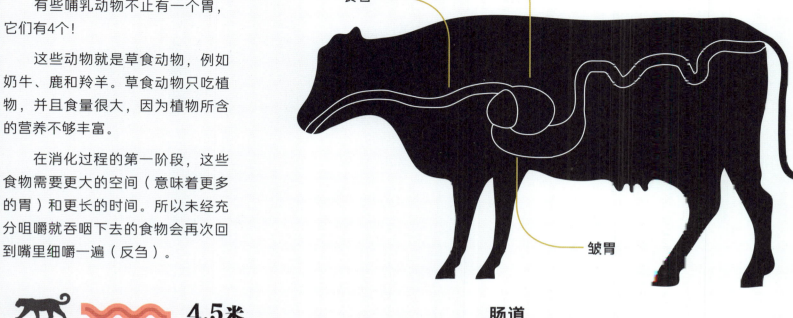

肠道

肠道的长度取决于饮食。作为一种杂食性哺乳动物，人类的肠道长6~8米长。

4.5米

6~8米

30米

豹子之类的肉食动物的肠道要短得多，大约4.5米长。因为肉类比蔬菜更有营养，需要消化的路程也更短。而马这种草食动物的肠道长达30米！

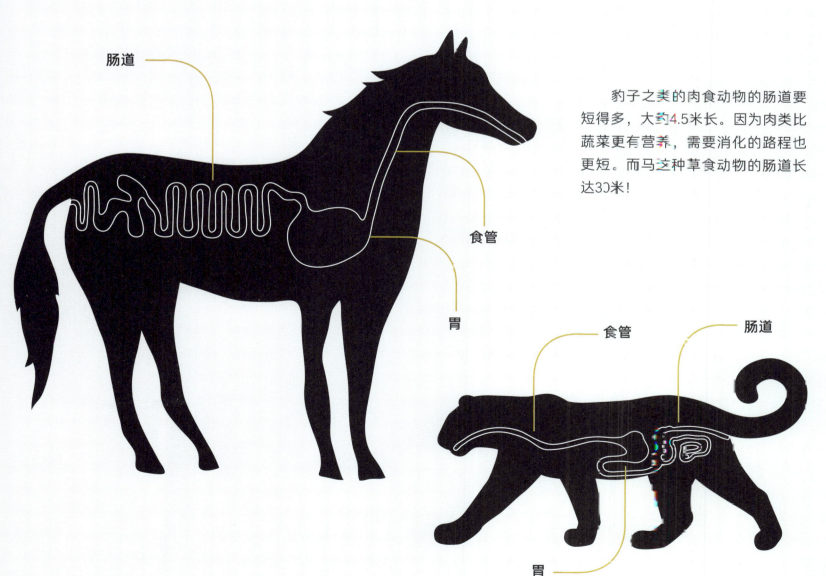

49

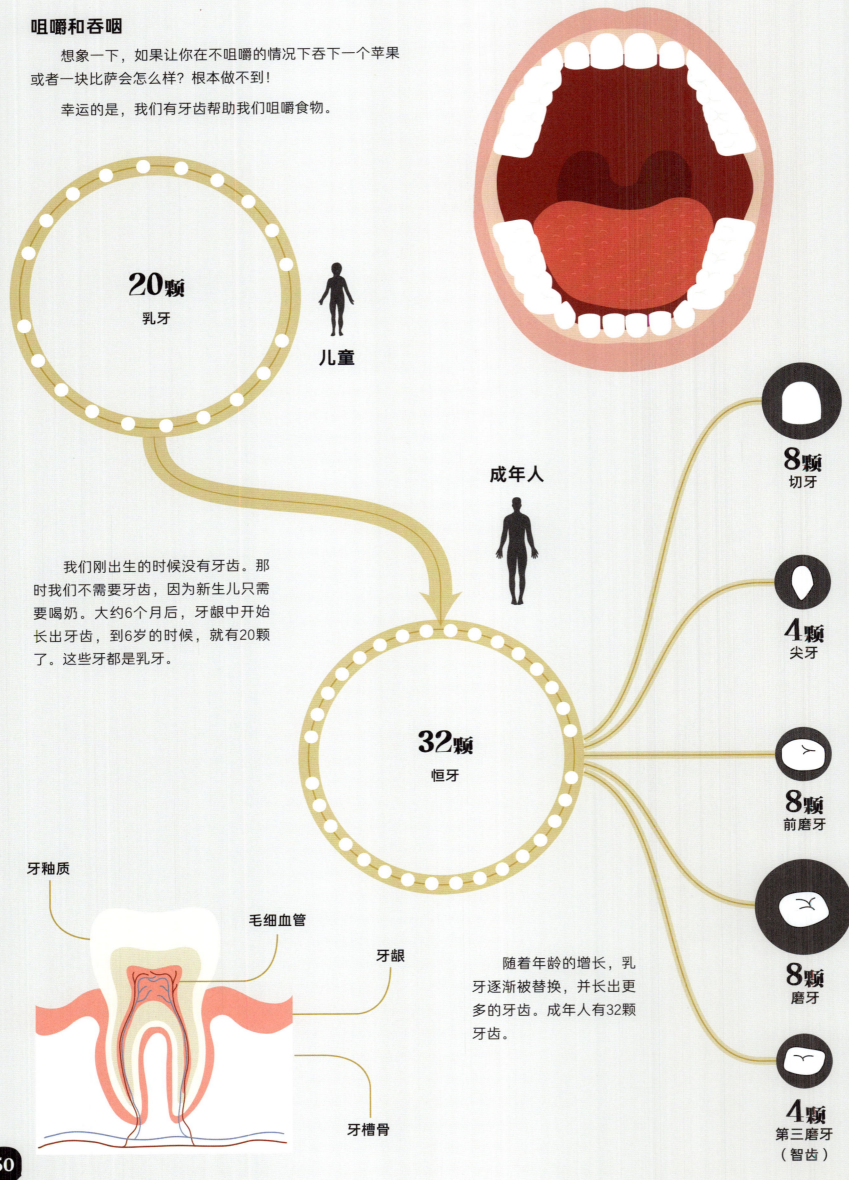

不同的工具

成年人有32颗牙齿，但并不是所有哺乳动物的牙齿都和我们一样：有些根本没有牙齿，比如食蚁兽；有些则有40多颗牙齿，比如蝙蝠或鼹鼠。牙齿的形状与其特定的功能有关，有点像工具。

将下图中不同动物的牙齿与功能相似的工具配对。（答案在本页页底。）

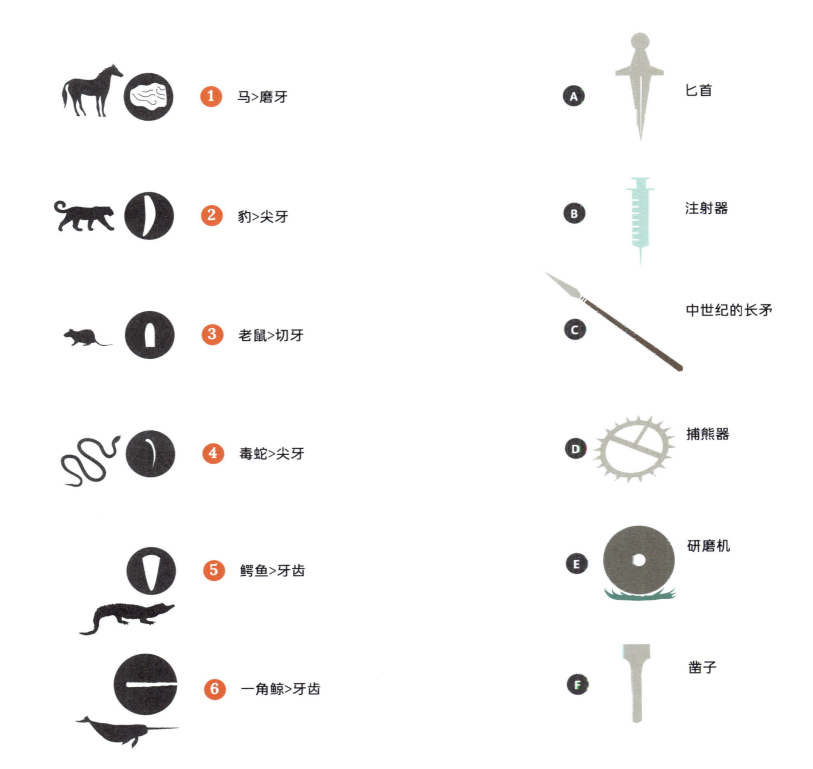

 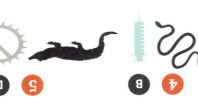 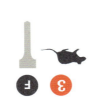 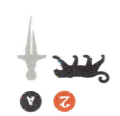 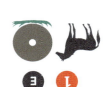

视觉

收集光线

世界充满了光明。白天,太阳通过它的射线给我们传递自然光。晚上,我们在黑暗中使用由电产生的人造光。

眼睛

眼睛是人类通往世界的两扇"窗户",是负责视觉的器官。但是,眼睛只是设备,就像摄像机一样,它们只是记录我们所看到的一切。真正的导演是大脑,它接收到来自眼睛的图像,分析出我们看到的形状、颜色和动作。

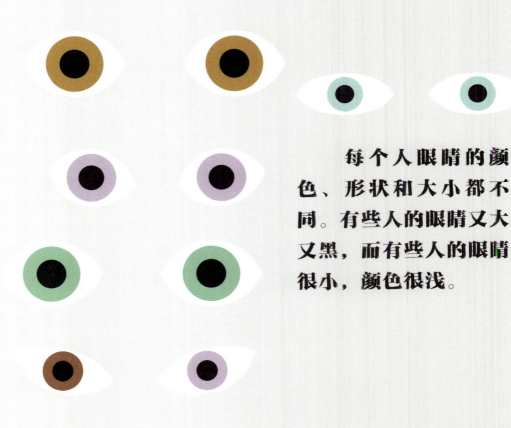

每个人眼睛的颜色、形状和大小都不同。有些人的眼睛又大又黑,而有些人的眼睛很小,颜色很浅。

眼睛的外部,也就是我们在镜子里看到的那部分,只是整个眼球的一小部分。

与地球一样,眼睛的形状也是球体。它几乎和乒乓球一样大,重约30克。一根粗大的束状组织从眼球的后部延伸到大脑,它叫作视神经。

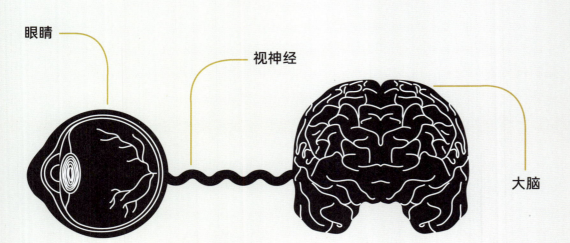

眼睛的解剖构造

为了让光线进入，组成眼睛的一系列元素都是透明的，就像照相机的镜头设备一样。

从外侧开始，光线穿过的第一个透明层是角膜，在它后面是一种叫作房水的液体。角膜和房水保护眼睛的有色部分——虹膜。眼睛外面的白色部分叫作巩膜，我们只能看到它的一小部分，但实际上巩膜包围了整个眼球。

在虹膜的中心是一个孔——瞳孔，它通过收缩、散大调节进入眼睛的光线多少。光线较弱时的瞳孔会比强光照射下的瞳孔散大约4倍。

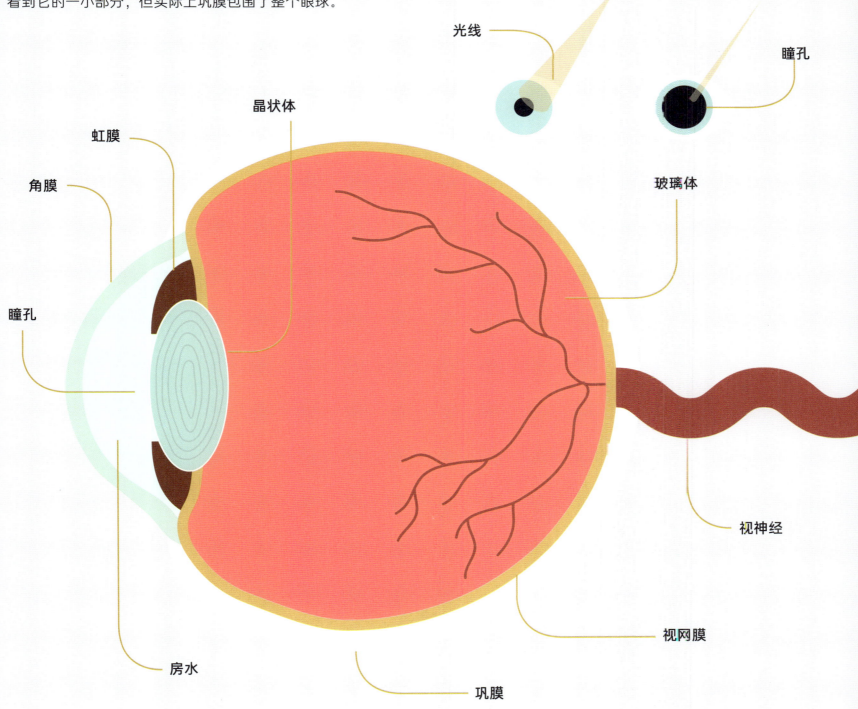

虹膜后面是晶状体，它更有弹性，可以通过改变形状来放大和聚焦我们看到的东西。晶状体之后是玻璃体。它是一种透明的胶冻状物质，占据了眼球内部的大部分空间。所有这些部位都是光线的必经之地，最后光线才能到达眼睛对光最敏感的部分，即记录图像的部分——视网膜。视网膜是一层厚约120微米的膜，它排列在眼球的最内层。

视网膜由许多层细胞构成，这些细胞将光刺激转化为神经电信号，通过视神经传递给大脑。

视网膜的细胞有两种类型，根据形状分为视锥细胞和视杆细胞。

视锥细胞让我们看到颜色，而视杆细胞则在光线不好的时候帮助我们看清事物。视网膜包含约600万个视锥细胞和超过1亿个视杆细胞！

永不停歇

眼睛总是处于运动的状态。由于眼睛有6块不同的肌肉控制着眼球,它们能够每秒移动3~5次,不断地移动焦点,以便我们能看清正在观察的对象。因此,我们看到的整体画面不是一眼生成的,而是通过多次短暂扫视观察对象的每个部分组成的。这个动作与昆虫用触须或老鼠用胡须所做的动作非常相似,触须(胡须)的作用是感知周围的环境,眼睛所做的正是这样的工作。

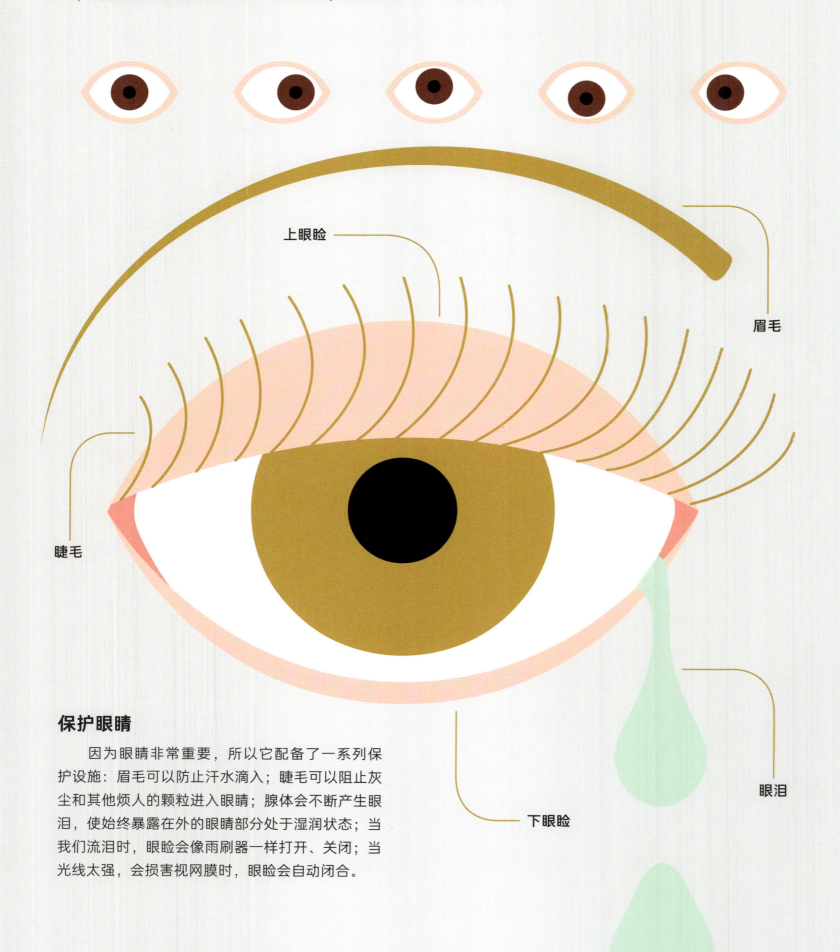

保护眼睛

因为眼睛非常重要,所以它配备了一系列保护设施:眉毛可以防止汗水滴入;睫毛可以阻止灰尘和其他烦人的颗粒进入眼睛;腺体会不断产生眼泪,使始终暴露在外的眼睛部分处于湿润状态;当我们流泪时,眼睑会像雨刷器一样打开、关闭;当光线太强,会损害视网膜时,眼睑会自动闭合。

那动物呢？

迄今为止，人们观察到的最大的眼睛属于大王乌贼。它的眼睛直径超过30厘米。如果说你的眼睛和乒乓球差不多大，那么这种动物的眼睛比篮球还大！

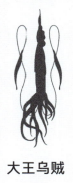

大王乌贼

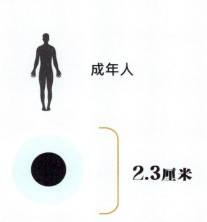

成年人

2.3厘米

变色龙大而凸出的眼睛有一种独特的能力——每只眼睛都可以独立转动。

也就是说变色龙可以一只眼睛向下看，而另一只眼睛向上看或向旁边看！

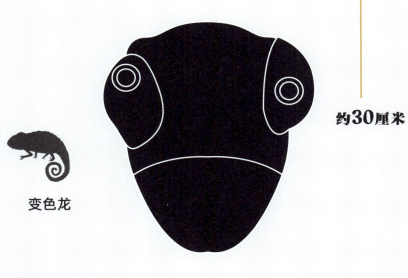

约30厘米

变色龙

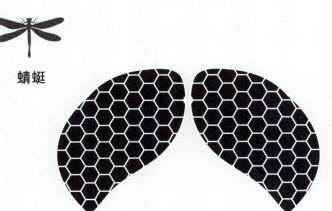

蜻蜓

昆虫的眼睛很特别，它们的眼睛被称为复眼，这是因为它们的眼睛是由许多叫作小眼的视觉器官组成的，这些小眼紧紧排列在一起。蜻蜓的眼睛由超过3万个小眼组成。每个小眼捕获的单个图像被发送到大脑，然后大脑像拼图一样将它们组合成完整的图像。

听觉

捕捉声音

你最喜欢的歌曲、自行车的铃声，或者你父母的声音……所有这些声音只有在到达大脑时才能被识别出来。

从波到声音

在到达大脑之前，声音只是在空气中振动的一种波。它进入耳朵，经过一段复杂的旅程后转化成神经冲动，通过听觉神经将信号传送至大脑皮质。大脑将声音分为愉快、烦人等类别。

即使在我们睡觉的时候，耳朵也能捕捉声音。但我们听不到这些声音，因为大脑在睡眠时忽略了它们。

陌生的耳朵

我们平时所说的"耳朵"只是外耳，是听觉器官的可见部分。不同人的耳朵外观不同，有的大，有的小。但它们的功能都是拦截声波，就像抛物面天线一样。事实上，耳朵是一个非常复杂的结构，其最重要的部分我们平时是看不见的。让我们一起了解一下吧！

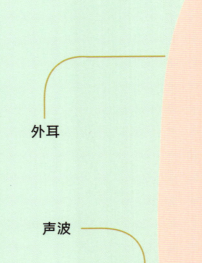

外耳

声波

外耳道

外耳道

外耳道约2.5厘米长、0.5厘米宽。声波进入外耳道并撞击位于外耳道末端的鼓膜（直径约为1厘米），使其振动。

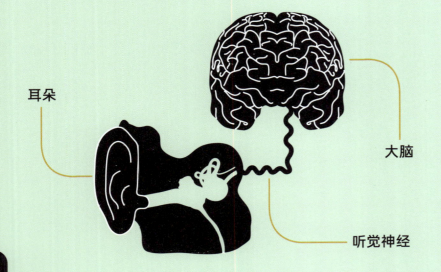

耳朵　大脑　听觉神经

中耳

鼓膜的后面是3块小骨头,彼此相连。它们的名字和它们的形状十分符合:锤骨、砧骨和镫骨。

锤骨附在鼓膜上,它从鼓膜接收到声波振动,并将振动传送到砧骨和镫骨。镫骨与内耳相连,将声波传送至内耳。中耳还有一个像共鸣箱一样的空腔,用来放大振动。一个叫作咽鼓管的管道将其与鼻咽部相连。

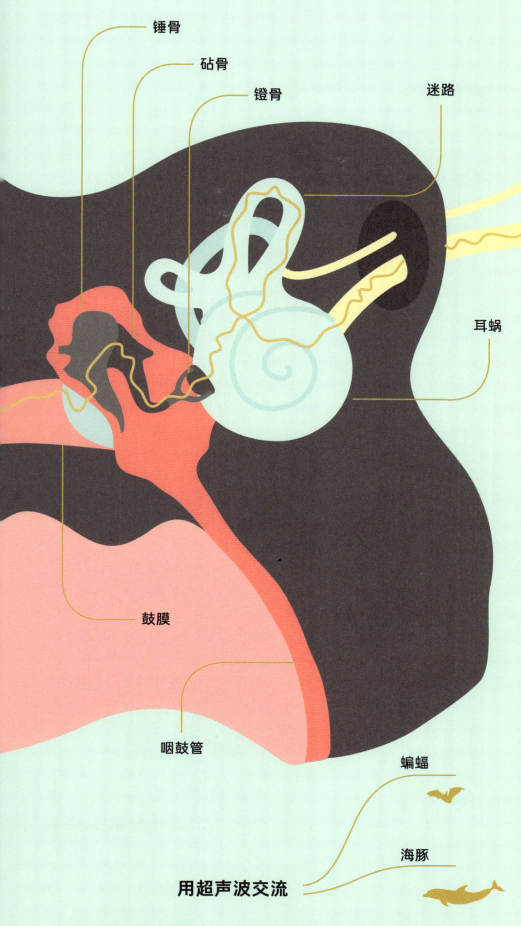

内耳

内耳的结构非常复杂。它由错综复杂的管道组成,又叫作迷路。

迷路内充满了液体,这种液体将振动能量转化为压力波,使耳蜗内大量的纤毛振动,并发出神经冲动。一只耳朵里有多达25000根纤毛!听觉神经就从耳蜗中延伸出来,并将信号传递到大脑,最终在那里转化为声音。

超声波和次声波

你听到的声音只是空气中声音振动的一部分。有更高频振动的声音,叫作超声波,还有更低频振动的声音,叫作次声波,只有某些动物才能听到它们。

用次声波交流

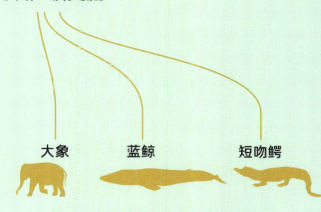

蓝鲸、大象和短吻鳄可以发出并拦截次声波。

一般来说,能够拦截次声波的动物都是体形较大的动物。

用超声波交流

蝙蝠对超声波很敏感,它用超声波来确定方位,以及寻找猎物。飞行时,它会发出高频超声波,这些超声波遇到障碍物后会反射回来,就像回声一样。海豚也是如此,超声波也可以在水中传播。

嗅觉和味觉

香气和美味

我们身体里的5种感觉器官同时工作，这样我们才能了解周围的世界。其中有2种感觉器官是不可分割的，就是鼻子和嘴巴，它们分别负责嗅觉和味觉。

感冒的时候我们经常品尝不出食物的味道，这是因为感冒会影响鼻子的工作。嗅觉在我们品尝食物时起着重要的作用。

哇，闻起来真香！
呀，好臭啊！

我们呼吸的空气中充满了各种各样的气味。人类是对气味最不敏感的动物之一。（想想猎狗那令人难以置信的嗅觉。）即便如此，我们仍然可以识别多达10000种不同的气味。但是只有当产生气味的微粒在空气中非常集中时，我们才能闻到它们。为了更好地闻气味，我们需要用鼻子使劲吸入感兴趣的物体周围的空气。

我们的鼻子里有近2000万个嗅觉细胞。（狗的鼻子里有2亿个！）每个细胞都有一根微小的毛发，它将气味转化为神经冲动，通过嗅觉神经传递到大脑。

听觉是最能保护我们免受潜在伤害的感觉，但在看到或听到火灾之前，烟的气味可以先提醒我们，就像发霉食物恶心的气味可以告诉我们它已经腐烂了一样。

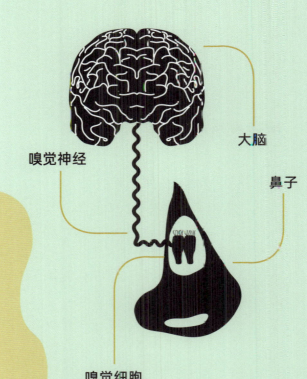

大脑
嗅觉神经
鼻子
嗅觉细胞

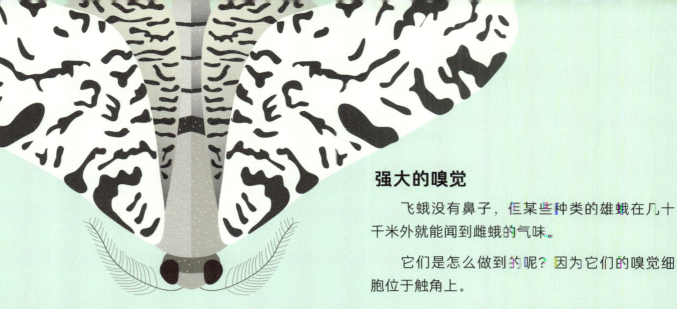

强大的嗅觉

飞蛾没有鼻子,但某些种类的雄蛾在几十千米外就能闻到雌蛾的气味。

它们是怎么做到的呢?因为它们的嗅觉细胞位于触角上。

触须鼻子

所有的鼹鼠都有非常强的嗅觉,但有一种鼹鼠的嗅觉独占鳌头:它的鼻子上有22根触须,每根触须上都有大约10万个捕捉气味的细胞,帮助它在地下找到食物。

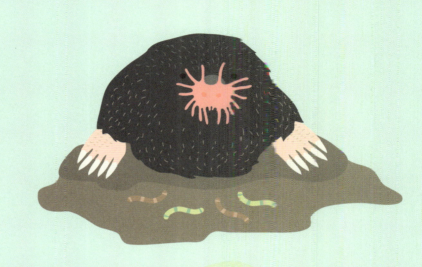

离它远点儿!

有些动物具有基于嗅觉的防御机制。最著名的是臭鼬,它的腺体能产生一种非常难闻的气味。这种动物通过向空气中释放刺鼻的气味来吓跑或抵御潜在的敌人。它们也可以用这种气味迷晕猎物。

带有香气的花朵

如果你认为花朵的香气只是为了让花园的环境更怡人,那就有点儿浪漫过头了。事实上,花朵需要通过这些气味来繁殖。蝙蝠、昆虫以及像蜂鸟这样的鸟类都有非常灵敏的嗅觉,会被花香所吸引。这些动物在吃花蜜时会沾上花粉,并在不知不觉中把花粉从一朵花转移到另一朵花,帮助花朵完成受精!

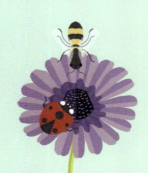
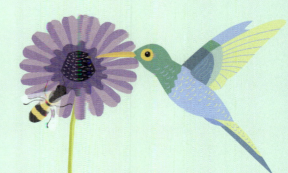

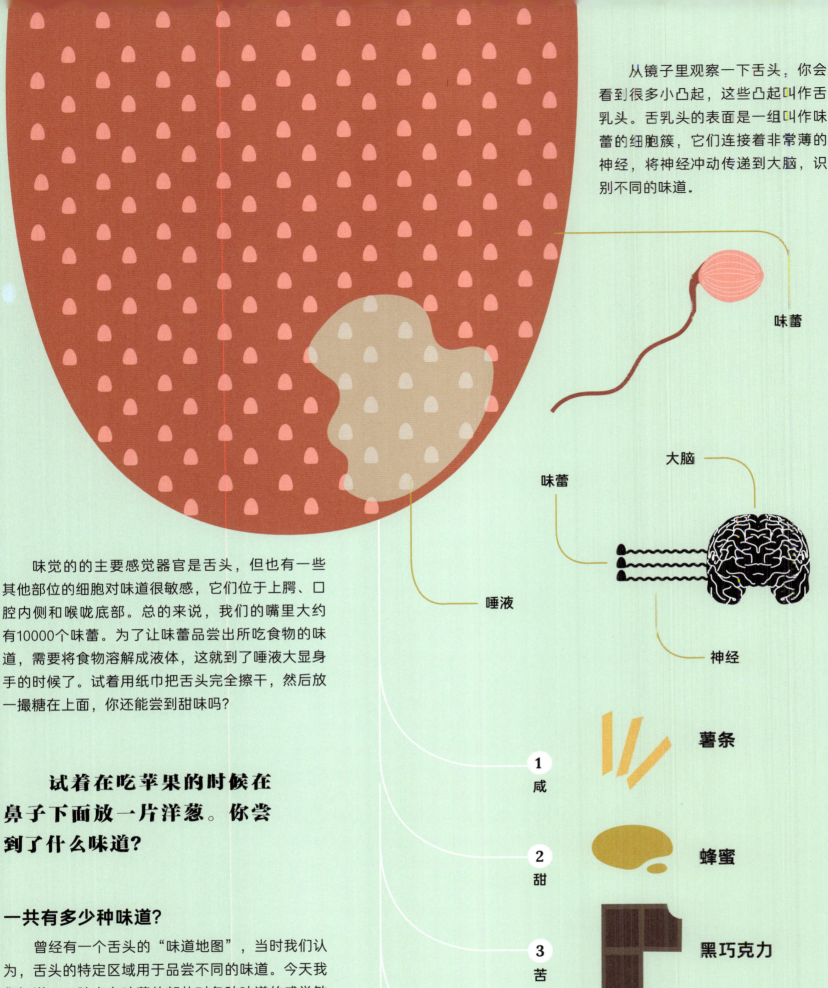

从镜子里观察一下舌头，你会看到很多小凸起，这些凸起叫作舌乳头。舌乳头的表面是一组叫作味蕾的细胞簇，它们连接着非常薄的神经，将神经冲动传递到大脑，识别不同的味道。

味蕾

大脑

味蕾

唾液

神经

1 咸 — 薯条

2 甜 — 蜂蜜

3 苦 — 黑巧克力

4 酸 — 柠檬

5 鲜 — 肉汤

味觉的的主要感觉器官是舌头，但也有一些其他部位的细胞对味道很敏感，它们位于上腭、口腔内侧和喉咙底部。总的来说，我们的嘴里大约有10000个味蕾。为了让味蕾品尝出所吃食物的味道，需要将食物溶解成液体，这就到了唾液大显身手的时候了。试着用纸巾把舌头完全擦干，然后放一撮糖在上面，你还能尝到甜味吗？

试着在吃苹果的时候在鼻子下面放一片洋葱。你尝到了什么味道？

一共有多少种味道？

曾经有一个舌头的"味道地图"，当时我们认为，舌头的特定区域用于品尝不同的味道。今天我们知道，口腔中有味蕾的部位对各种味道的感觉敏感度是相同的。科学家说，我们可以尝到5种基本的味道。其他几种味道你可能都很熟悉，除了最后一种。什么是鲜味？这是典型肉汤的味道，有点儿咸又有独特的风味。英语中"鲜"（umami）这个词来自日语，意思是"美味的"。

60

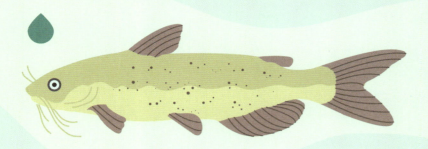

用尾巴尝味

鲶鱼是世界上味蕾数量最多的动物。它们的味蕾不仅长在舌头上，而且长在嘴唇上、头上，几乎覆盖全身，包括尾巴上。

值得一提的是，斑点叉尾鮰是有着最复杂味觉的脊椎动物。如果将某种液体滴入一个奥运会标准泳池中，即使只有一滴，它也能捕捉到味道。

帝王蝶和总督蝶

帝王蝶具有毒性，而且对于捕食者来说味道很差，这正是它自我保护的特点。帝王蝶有着非常明亮、独特的颜色。如果有一只鸟吃了帝王蝶，发现它很难吃，以后它的味觉就会提醒它不要吃这种颜色的蝴蝶。

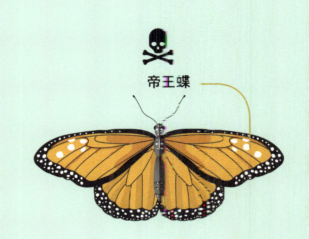

帝王蝶

不过，总督蝶更聪明，它的颜色和帝王蝶几乎一模一样。所以，即使它无毒，大多数捕食者也不愿意靠近它。

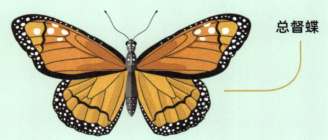

总督蝶

生命之盐

动物的饮食中也需要一定的盐。那些只吃植物的动物就需要从其他地方获取盐。例如，亚马孙鹦鹉敏锐的味觉让它们很容易找到一些咸的东西添加到它的食谱中。这些鸟大量聚集在富含矿物盐的黏土壁上，通过吃壁上的土来补充盐分。

生殖

父母和孩子

每种生物都有繁殖的能力。单个生物最终会死亡,但物种会通过后代延续下去,而后代也会继续繁殖出新的个体。自从数十亿年前地球上出现生命以来,奇妙的繁殖机制就一直在延续着。

不同的有机体,不同的方式

从单细胞生物最简单的繁殖方式,到哺乳动物最复杂的繁殖方式,繁殖的类型千变万化。

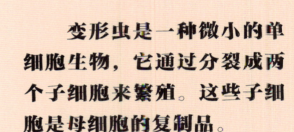

变形虫是一种微小的单细胞生物,它通过分裂成两个子细胞来繁殖。这些子细胞是母细胞的复制品。

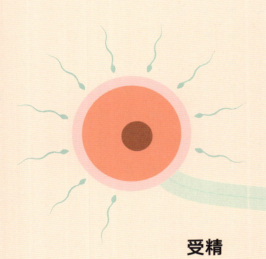

受精

大多数动物需要双亲才能繁殖后代。父母双方都会产生一种特殊类型的细胞,称为配子。雄性配子是精子,雌性配子是卵子。

新生命

为了繁殖新的生命,受精必不可少。在这个过程中,雄性和雌性两个配子融合在一起成为一个细胞。大量精子相互竞争,看谁最先到达卵子,但只有一个精子会成为赢家。也就是说,只有一个精子能进入卵子并使其受精。受精后的卵子叫作受精卵,它会分裂成2个细胞,然后再变成4个、8个……越来越多。这些最初的分裂速度因动物种类而异。

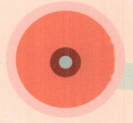

受精卵

经过多次分裂和转化,受精卵变成一个小胚胎,舒适地依偎在子宫内膜上。人类的胚胎会在这里发育约9个月的时间,直到分娩前。

免费住宿

对于一个正在发育的胎儿来说，子宫是一个非常安全、舒适的地方。

胎儿的成长需要营养，大自然设计出了一个巧妙的系统来满足这一需求。妈妈的循环系统通过一个约50~60厘米长、2厘米粗的小管子与胎儿相连，这根管子叫作脐带。妈妈的营养通过脐带传给胎儿。脐带也是为胎儿的血液供氧的通道。

天然泳池

在怀孕期间，胎儿会浸泡在一种叫作羊水的液体中，这种液体可以保护胎儿免受外界的冲击和噪声的影响，使胎儿所处的环境更加舒适。

子宫内膜　　脐带　　羊水　　胎儿

30个小时

2个细胞

2天半

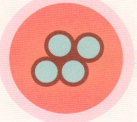

4个细胞

4天

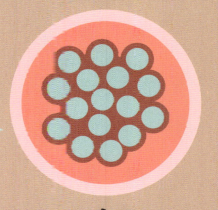

16个细胞

一月又一月

当婴儿出生时，整个怀孕过程就结束了。在出生后的最初几个月里，新生儿仍然靠妈妈摄取食物。和所有哺乳类动物一样，妈妈会分泌一种非常有营养的食物——母乳。

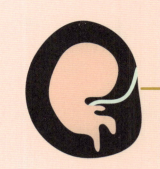

❷ 2个月
3厘米

❸ 3个月
7厘米

❺ 5个月
25厘米

胎儿会活动，摆动双手，还会踢腿和翻筋斗。这个时期开始，妈妈隆起的肚子会非常明显。

❼ 7个月
40厘米

胎儿蜷缩在子宫里，活动的空间越来越小。

❾ 9个月
50厘米

胎儿翻转过来，准备出生。

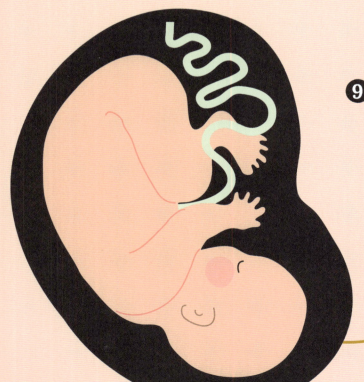

那动物呢?

鱼类、两栖动物、爬行动物和鸟类（除了某些特例）都通过产卵进行繁殖。而其他哺乳动物的妊娠过程与人类相似，不过妊娠期往往各不相同。

- 大象 —— 22个月
- 长颈鹿 —— 15个月
- 海象 —— 15个月
- 马 —— 11个月
- 牛 —— 9.5个月
- 人类 —— 9个月
- 大猩猩 —— 8.5个月
- 黑猩猩 —— 8个月
- 河马 —— 8个月
- 狮子 —— 3.5个月
- 狗 —— 2个月
- 猫 —— 2个月
- 兔子 —— 1个月
- 老鼠 —— 22天

舒适的皮肤口袋

有些哺乳动物的怀孕时间很短，因为它们的宝宝在发育完全之前就离开子宫了。有袋动物就是一个例子，其幼体发育的最后阶段是在育儿袋里度过的，比如著名的袋鼠育儿袋。幼体在那里吮吸成长所需的乳汁。

卵生哺乳动物

鸭嘴兽和针鼹鼠是非常奇怪的动物。虽然它们其他方面的特征都属于真正的哺乳动物，但它们会产卵。

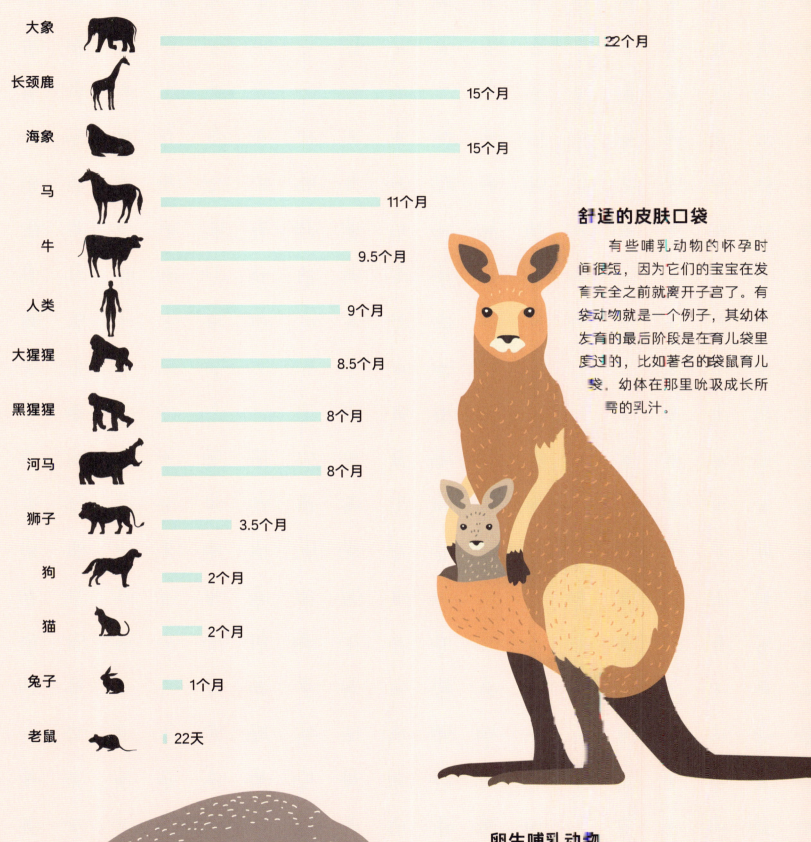

鸭嘴兽

遗传

相似却不同

当你在街上走、乘坐公共汽车或与朋友坐在教室里时，环顾四周，你能找到和你长得一模一样的人吗？

答案是否定的。你可能会有一个和你一样高，或者和你的眼睛颜色相同的朋友，但是你们的面部特征不可能完全相同。你是独一无二的。以前从来没有像你这样的人，将来也不会有。

地球上80亿居民中的每一个人都是独一无二的。但有一个例外——同卵双胞胎。

你可能看起来很像你的哥哥、姐姐，或你的父母。你们之间为什么会有这些不同和相似之处呢？

回答这个问题的科学分支叫作遗传学。

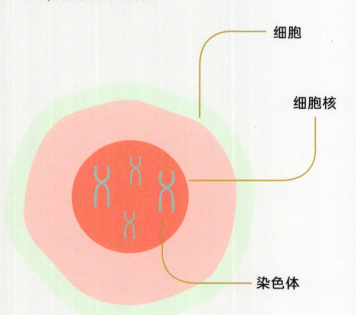

遗传学研究性状的传递，如眼睛、头发和皮肤的颜色，或行为、气质。这些性状由父母到孩子代代相传，我们称之为遗传。

基因

我们的遗传特征包含在基因之中。基因是一类非常复杂的分子（名字也非常复杂）的一小部分，这类分子就是脱氧核糖核酸，也就是我们熟知的DNA。DNA就像一本说明书，在DNA内部有着关于身体如何建造和如何工作的所有指令。

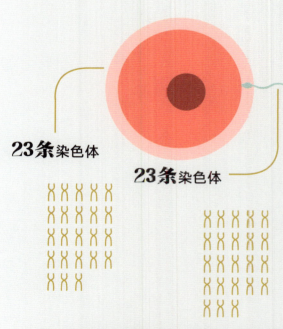

23 + 23 = 46

当一个细胞即将分裂成两个子细胞时，细胞核内的DNA链聚集在一起，排列成细小的线状结构，被称为染色体。

每个现存物种的细胞核内都有一定数量的染色体对。人类有23对染色体，即46条染色体。只有两种细胞不同——卵子和精子，它们分别只有23条染色体。卵子和精子在受精过程中结合在一起。

这意味着由卵子和精子结合而成的受精卵将有46条染色体。新出生的宝宝具有父母身上的特点，因此宝宝会很像父母，但又不会完全相同。

那动物呢?

不同物种的染色体总数不同。奇怪的是,动物或植物的大小和复杂性与其染色体的数量毫无关系。下面的示例可以证明这一点。

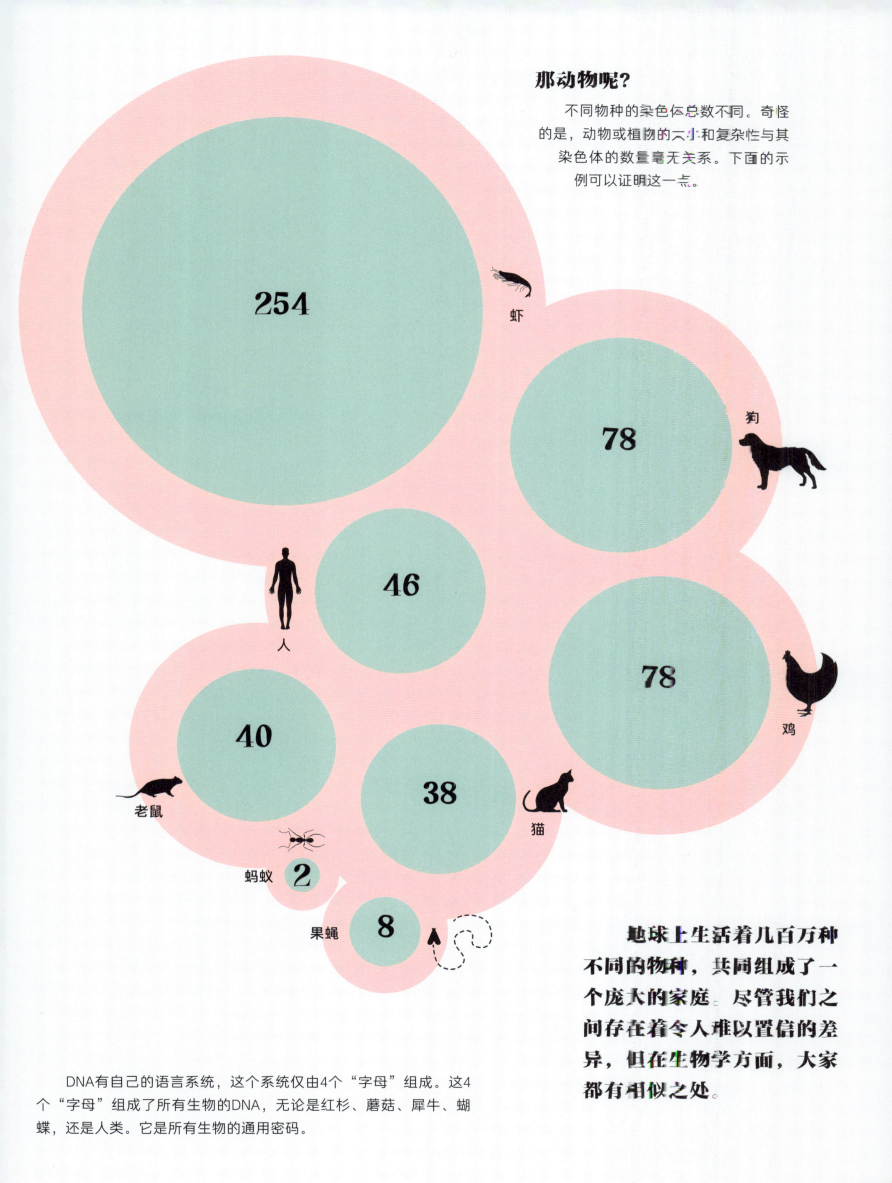

DNA有自己的语言系统,这个系统仅由4个"字母"组成。这4个"字母"组成了所有生物的DNA,无论是红杉、蘑菇、犀牛、蝴蝶,还是人类。它是所有生物的通用密码。

地球上生活着几百万种不同的物种,共同组成了一个庞大的家庭。尽管我们之间存在着令人难以置信的差异,但在生物学方面,大家都有相似之处。

词汇表

B

白细胞
血细胞的一种。白细胞有5种类型，它们都有保护身体免受外来微生物攻击的功能，这些外来微生物通常会使人生病。

表皮
皮肤的最外层。表皮的细胞在死亡后会被新的细胞取代。表皮脱落是我们的身体排出废物的一种方式。

贲门
位于食管和胃之间的环形肌性结构。食团被吞进胃里时就会关闭，防止其返回食管。

C

肠道菌群
寄生在我们肠道内的细菌，对某些维生素的产生至关重要。人体内的肠道菌群总共重达1.5千克。

肠绒毛
微小的指状凸起，排列在小肠内壁上。它们的作用是增加接触面积，使营养物质可以更好地吸收到血液中。

超声波
频率高于20000赫兹的声波，人耳无法听到。

次声波
频率低于20赫兹的声波，人耳无法听到。

D

DNA
脱氧核糖核酸（deoxyribonucleic acid）的缩写，位于每个细胞的细胞核内，是细胞繁殖所必需的。

大脑皮质
大脑表层有着非常深的褶皱，看起来皱巴巴的。人类的大脑皮质尤其厚，我们所特有的能力，如思考力、记忆力、注意力等就存在于大脑皮质上。

胆囊
小型袋状的器官，用来储存肝分泌的胆汁，两者通过一条小管相连。

胆汁
一种由肝产生的黄棕色液体，流入肠道，有助于脂肪的消化。

动脉
壁厚而有弹性的血管。主动脉从左心室延伸出去，将含氧血液输送至全身各处。肺动脉从右心室延伸出去，将缺氧的血液输送到肺部。

E

耳蜗
内耳中的一种特殊结构，形状像蜗牛，听觉神经从这里将信号传送至大脑。

二氧化碳
细胞产生的废气被全身的毛细血管吸收并带到肺部，在那里通过呼气排出体外。

F

肺泡
位于支气管末端的小气囊,氧气和二氧化碳通过肺泡壁进行交换。

G

感受器
接受刺激并将其转化为神经冲动的神经结构。例如,光刺激被光感受器捕捉到。

膈肌
分隔胸部和腹部的片状肌肉,是重要的呼吸肌。膈肌收缩时,空气进入肺部;放松时,空气被排出体外。

鼓膜
位于外耳道末端的膜状结构,将外耳与中耳分开。鼓膜被声波撞击时会振动,从而使中耳和内耳中的结构也随之振动。

H

黑色素
黑色素是细胞内的一种色素,它的多少能决定我们的肤色是深还是浅,它也能决定我们眼睛和头发的颜色。

红细胞
血细胞的一种。红细胞很小,颜色鲜红,由骨髓产生。在我们的血液中,正常情况下每立方毫米约有400万~600万个红细胞。

虹膜
眼睛上的一层膜,颜色各异,位于角膜后面。虹膜决定了我们眼睛的颜色,可以是黑色、棕色、蓝色或绿色。它的形状像一个环,中间有一个孔,也就是瞳孔。瞳孔让光线穿过眼睛,到达视网膜。

呼气
在这一呼吸阶段,会从肺部呼出富含二氧化碳的气体。

呼吸频率
每分钟呼吸的次数,运动时会增加。

怀孕
胎儿在子宫内发育的时期。人类的怀孕时间会持续9个月。

J

肌纤维
肌肉组织中圆柱形的长细胞,具有收缩和舒张的能力。肌纤维分为横纹肌细胞和平滑肌细胞。心肌是唯一一种具有自主性的横纹肌。

基因
携带遗传信息的DNA片段。

角膜
眼睛的最外层,接受来自环境的光,帮助我们看清东西。

静脉
血管壁薄、弹性低的血管。静脉配备有瓣膜,使血液只能朝一个方向流动。上腔静脉和下腔静脉将缺氧血液输送到右心房,肺静脉将肺中的含氧血液输送到左心房。

M

毛细血管

像头发一样细的血管，它们能够接触到体内的所有细胞，为细胞提供生存所需的营养和氧气。

迷路

耳朵的一部分，由一系列错综复杂的管道组成，里面充满了液体。声波的振动到达迷路并使液体也一起振动，随后通过听觉神经将神经信号传递到大脑。

P

胚胎

母体子宫内新个体发育的第一阶段。从怀孕的第8周之后，我们不再叫它胚胎，而称之为胎儿。

配子

可以进行繁殖的细胞。雌配子是卵细胞，雄配子是精子。

R

染色体

一种由DNA组成的微小丝状结构。当一个细胞分裂为两个子细胞时，染色体可见于细胞核内。每个物种的染色体数目是固定的。人类有23对染色体。

S

舌乳头

各种形状的小凸起，主要存在于舌头上，也存在于上腭和口腔内侧。它们的表面是味蕾——一种对味觉敏感的神经感受器。

神经元

神经系统的细胞，接受所有外部刺激并对其他器官发出指令。它的形状很特别，看起来像一棵树，轴突是树干，树突是树枝。通过树突和轴突，每个神经元与成千上万的其他神经元相连，形成了一个巨大的网络，神经冲动通过这个网络进行传递。

视杆细胞

视网膜上的一种特殊细胞，即使是在光线很弱的情况下，它也能让我们的眼睛看到东西。

视网膜

眼球最内层对光线敏感的细胞层。它是一个非常精细的结构，由视锥细胞和视杆细胞组成，它们将光刺激转化为电信号，通过视神经传递给大脑。

视锥细胞

视网膜上特有的细胞，使眼睛能够看到颜色。

受精

生殖的最初阶段，在此期间，雄配子（精子）会与雌配子（卵子）结合，孕育新的生命。

受精卵

由两个配子——卵子和精子结合而成的细胞。它是新生命的第一个细胞。

树突

神经元的细小延伸，看起来就像是树枝。树突的作用是将神经冲动传递给神经元。

T

胎儿
从怀孕的第8周开始一直到分娩，在子宫内发育的新个体。

瞳孔
虹膜中央的圆孔，使光线通过眼睛到达视网膜。瞳孔的大小取决于光的强度。光线强时瞳孔变小，光线弱时瞳孔变大。

X

吸气
在这一呼吸阶段，空气进入肺部。

细胞
每个有机体的基本功能单位。细胞本身是一种微小的生物，因为它需要营养、能够呼吸，还能够繁殖。

心房
心脏的腔室，左右各有一个。右心房中充满静脉输送来的缺氧血液；左心房中，充满肺静脉输送的来自肺部的含氧血液。

心室
心脏的腔室，分右心室和左心室。从左心室开始，主动脉向全身分支，输送含氧血液；右心室通过肺动脉将缺氧的血液输送到肺部，在那里再次充满氧气。

心跳频率
每分钟心跳次数，运动时会增加。

血红蛋白
红细胞中的蛋白质，它的任务是携带氧气，然后将这些氧气输送到每个细胞。

血浆
血液的液体部分，占血液总量的55%，剩下的45%白红细胞、白细胞和血小板组成。

血小板
体积小、形状不规则的血细胞。血小板在血液凝固过程中起着至关重要的作用。

Y

咽鼓管
连接中耳和鼻咽部的管道。

羊水
胎儿在怀孕期间浸泡于其中的液体。它保护胎儿不受冲击，并保持环境温暖舒适。

幽门
位于胃和十二指肠之间的环形肌性结构。幽门在食物到达肠道后关闭，阻止食物返回胃里。

Z

真皮
表皮下的一层皮肤。真皮上有触觉感受器、毛囊、皮脂腺和汗腺。

轴突
神经元的一条细长的延伸部分。它将神经冲动传递给其他神经元或肌纤维。

组织
一组执行相同任务的细胞，如上皮组织、肌肉组织、神经组织和结缔组织。

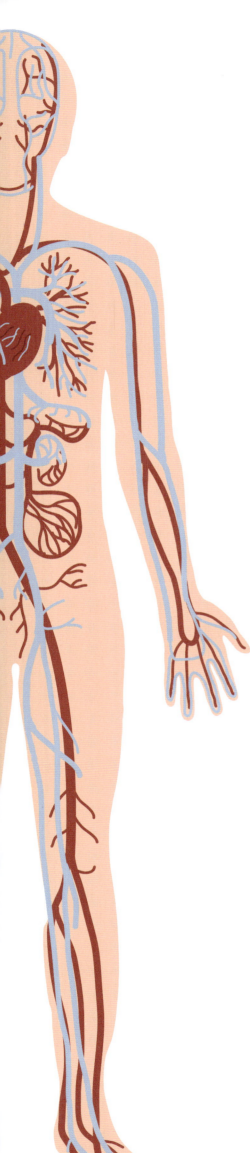

Original title: The Human Body
Texts by Cristina Peraboni and illustrations by Giulia De Amicis
Copyright © 2019 White Star s.r.l
Piazzale Luigi Cadorna 6
20123 Milan, Italy
www.whitestar.it
WS White Star Publishers® is a registered trademark property of White Star s.r.l.
All rights reserved.

本书中文简体版专有出版权由White Star s.r.l通过中华版权代理总公司授予电子工业出版社，未经许可，不得以任何方式复制或抄袭本书的任何部分。

版权贸易合同登记号　图字：01-2020-4129

图书在版编目（CIP）数据

人体大数据／（意）克里斯蒂娜·佩瑞博尼著；（意）茱莉亚·德·亚米契斯绘；李昕航译．--北京：电子工业出版社，2021.1

ISBN 978-7-121-40020-9

Ⅰ．①人… Ⅱ．①克… ②茱… ③李… Ⅲ．①人体-少儿读物 Ⅳ．①R32-49

中国版本图书馆CIP数据核字（2020）第236190号

责任编辑：董子晔　　文字编辑：吕姝琪
印　　刷：北京华联印刷有限公司
装　　订：北京华联印刷有限公司
出版发行：电子工业出版社
　　　　　北京市海淀区万寿路173信箱　邮编：100036
开　　本：889×1194　1/8　印张：9　字数：208.6千字
版　　次：2021年1月第1版
印　　次：2021年1月第1次印刷
定　　价：108.00元

凡所购买电子工业出版社图书有缺损问题，请向购买书店调换。若书店售缺，请与本社发行部联系，联系及邮购电话：（010）88254888，88258888。

质量投诉请发邮件至zlts@phei.com.cn，盗版侵权举报请发邮件至dbqq@phei.com.cn。

本书咨询联系方式：（010）88254161转1865，dongzy@phei.com.cn。

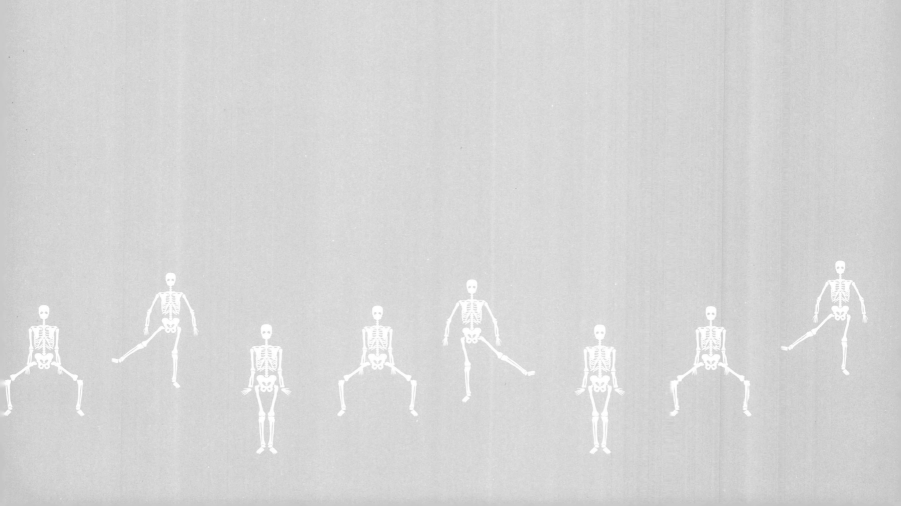

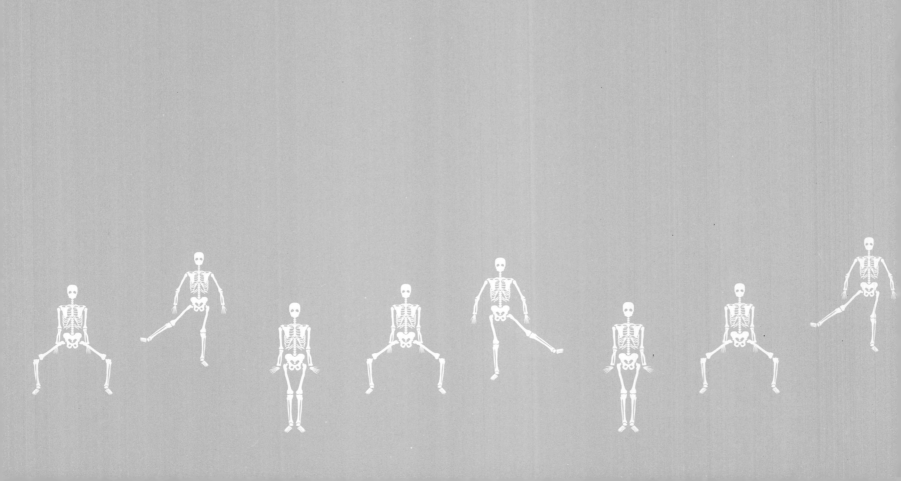